女性のための60歳からの「骨」を育てる食べ方

監修　天野恵子（静風荘病院特別顧問）
料理　岩﨑啓子（管理栄養士・料理研究家）

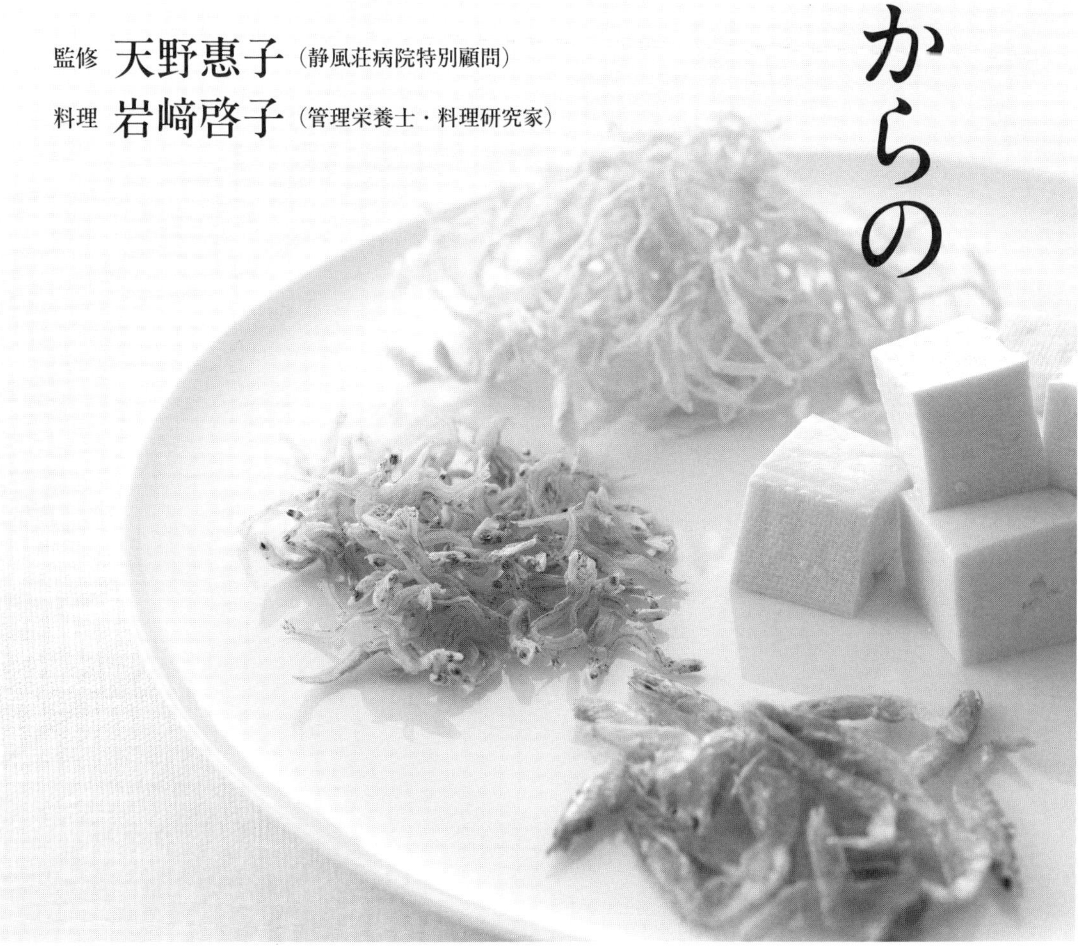

PHP

はじめに

日本は、世界有数の長寿国です。２０２２年現在、男性の平均寿命は81・05年、女性の平均寿命は87・09年。１００歳以上の高齢者は約９万２０００人で、その約９割が女性です（２０２３年厚生労働省発表）。それ自体はとても素晴らしいことですが、高齢化の内容を見てみると喜んでもいられません。

「健康寿命」という言葉をご存じでしょうか。健康に生きていられる期間のことです。何をもって「健康」と呼ぶのかについては、さまざまな考え方がありますが、要は、誰かの介助を必要とせず、自立して自分らしく生活できている状態です。先の発表によれば、男性の健康寿命は72・７年、女性の健康寿命は75・４年。平均寿命とは大きな開きがあり、とくに女性は10年以上の差があるのです。

女性の健康寿命を縮めている大きな原因として、骨がもろく、弱くなる「骨粗《こつそ》鬆症《しょうしょう》」が考えられます。骨が弱くなると、転んで骨折しやすくなり、それが「寝たきり」につながりかねません。

骨粗鬆症には、これといった自覚症状がなく、静かに少しずつ進行します。そしてある日、転んで骨折をして気づくという人が少なくありません。

60歳からは、背骨の「圧迫骨折」が急増します。背中が丸くなったり、身長が縮んだりするほか、背中や腰に痛みを感じ、生活に支障をきたす場合もあります。

骨粗鬆症は、なってからではなく、若いうちから注意をすることが大切。早期なら生活習慣で改善することができます。

骨粗鬆症の要因には性差があり、男性は加齢による「原発性」と、病気や薬など加齢以外の原因で起こる「続発性」の割合が半々ですが、女性は大半が原発性。加齢は避けることができませんが、骨の老化は生活習慣で緩やかにできます。

骨の老化を遅らせる上で、言うまでもなく食事は大切です。本書では、骨を強くし、いつまでも健やかに過ごすためのレシピを紹介しています。ぜひ、お役立てください。

天野 恵子

女性のための60歳からの「骨」を育てる食べ方　もくじ

【本書の決まり】

・大さじ1は15㎖、小さじ1は5㎖。
・塩は小さじ1で5g。
・野菜類は指定がない場合、洗う、皮をむく、ヘタ・筋・種を取るなどの作業を済ませてからの手順を説明しています。
・調理（加熱）時間は目安です。
・電子レンジの加熱時間は６００Ｗの場合の目安です。
・本書は、『日本食品標準成分表（八訂）増補２０２３年』をもとにデータを算出しています。
※高血圧、糖尿病、心臓疾患、アレルギー、その他の病気や症状で、薬を服用している人や食事制限をしている人は、医師や専門家に相談してからご利用ください。

第1章

転んでも折れない「骨」を作りましょう

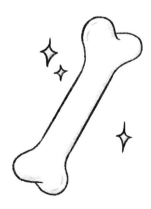

天野恵子　静風荘病院特別顧問

女性は「骨」を増やす必要があります

骨量のピークは18～20歳

骨は、髪の毛や皮膚のように抜けたり剥《は》がれたりしないため、変化が目に見えないので気づきませんが、新陳代謝をしています。

破骨細胞《はこつさいぼう》が古い骨を分解して壊し（骨吸収）、その刺激で「壊れたから新しく作って！」という信号が送られて、骨芽《こつが》細胞が血液中のタンパク質やカルシウムから骨を作る（骨形成）というのが、骨代謝のサイクル。正常なら約5か月で生まれ変わり、全身の骨が入れ替わるまでの期間は3年程度とされています。

男女とも、骨量は18～20歳にピークに達します。その最大骨量のことを「ピークボーンマス」といい、40歳くらいまではその最大骨量を維持したまま推移していきます。ところが、45歳くらいから加齢によって新陳代謝が低下すると、最大骨量を維持できなくなり、骨量が減っていきます。

とくに**女性は、閉経を迎えると骨量が急激に減り始めます。**閉経前の骨量は、骨吸収の速度をコントロールする女性ホルモン・エストロゲンの働きで維持されますが、閉経によってその分泌がなくなると骨吸収が骨形成を上回り、骨密度が低下して骨量が減ってしまうのです。

男性の場合は急激な男性ホルモンの減少がありませんので、骨量は緩やかに減っていきます。つまり、骨密度低下は女性の宿命なのです。

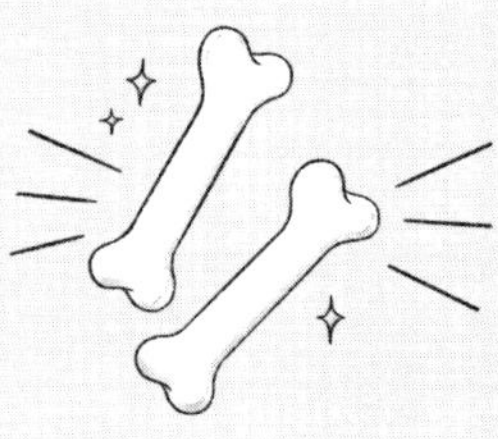

年齢と閉経に伴う骨量の変化（概念図）

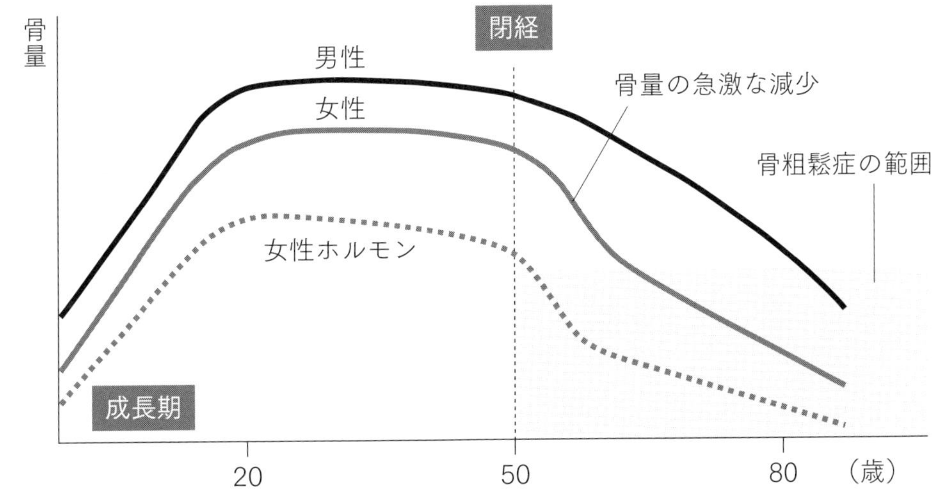

折茂 肇監修『骨粗鬆症 検診・保健指導マニュアル第2版』2014（ライフサイエンス出版）をもとに作成

〝女性であること〟が最大のリスク

もともと女性の骨量は男性に比べて少ないのですが、エストロゲンの分泌が激減する更年期以降、急激に低下していきます（上のグラフ）。**骨量の減少によって起こるのが、骨《こつ》粗《そ》鬆《しょう》症《しょう》。転倒や骨折をしやすくなり、寝たきりから要介護状態に至るリスクが高まります。**また、認知症の発症リスクも高まることがわかっています。

骨粗鬆症の有病率は、男女とも加齢により増加しますが、発生頻度を見ると、女性は男性の約３倍。日本における骨粗鬆症患者数は、１２８０万人（女性９８０万人、男性３００万人）に達すると考えられています。

したがって、〝女性であること〟が骨粗鬆症の最大のリスクだということを自覚しましょう。

５年に１回は骨密度検査を

骨量は、更年期を境に減るわけではありません。エストロゲンの分泌量は40歳前後から徐々に減り、その頃から骨量も減少し始めます。

ところが、骨量の減少にはとくに自覚症状がありません。ですから、**定期的に骨密度検査を受けて自分の骨の状態を知り、骨量の減り始めに早く気づくことが大切です。**40歳を過ぎたら、５年に１回は骨量を調べましょう。

骨量を測る方法には、かかとやすねの骨に超音波を当てて測る「超音波法」や、Ｘ線を使用した「ＭＤ法」などいくつかありますが、おすすめは、腰椎《ようつい》と大腿骨《だいたいこつ》近位部の骨密度を正確に測ることのできる「ＤＸＡ（デキサ）法」。現在、最も信頼できる測定法の１つです。

気になる症状があれば「女性外来」へ

骨量の減少を自覚できなくても、先述した通り、エストロゲンの分泌量が減少すると骨量が減少するので、ホットフラッシュ、動悸《どうき》やめまい、イライラや抑うつなどといった、いわゆる更年期症状があったら、骨量も減ってきていると考えていいでしょう。40歳以前には感じたことのない、気になる症状があれば、まずは「女性外来」へ。

産婦人科＝女性外来ではありません。産婦人科が扱うのは、基本的に妊娠・出産、そして不妊治療です。更年期症状かな？　と思ったら女性外来を受診してください。

女性外来でも骨密度の測定をしてくれるところがありますが、「デキサ法」など詳しい検査や診断のための機器がそろうのは整形外科です。

何も手を打たなければ骨量は減り続ける

骨粗鬆症を予防するには、まずピークボーンマスをいかに増やすかが重要です。それには、20歳までが勝負。月経不順や無月経になるとエストロゲンが不足して骨密度の低下を招くので、過度なダイエットは禁物です。また、カルシウムやタンパク質、ビタミン類など骨形成に必要な栄養素を十分摂ることが大切です。

その後、40歳前後までは最大骨量の維持に努めること。女性の場合、妊娠・出産によってカルシウムが不足しがちなので、注意が必要です。また、摂取したカルシウムを体内に取り込むにはビタミンDが必須です。ビタミンDは紫外線に当たることにより体内で作られるため、１日15分程度、日光に当たる必要があるとされています。

女性ホルモン薬が骨粗鬆症を抑制

実は、40歳前後までで最大骨量を維持できていないと、更年期以降の骨量の減少を食い止めるのは難しく、薬による治療が必要になります。

骨粗鬆症の治療薬としてとくに有効なのは、女性ホルモン薬です。

骨密度の上昇効果や、椎体骨折《ついたいこっせつ》※・非椎体骨折を抑制する効果が認められています。ただし、乳がんのリスクが若干上がるので、定期的に乳がん検診を受ける必要があります。

血栓《けっせん》ができやすい人、糖尿病や高血圧症の人、たばこを吸う人などは女性ホルモン薬を使えません。その場合、ＳＥＲＭ（サーム）という薬があり、この薬も骨密度の上昇効果や、椎体骨折・非椎体骨折を抑制する効果が認められています。

※背骨（脊椎《せきつい》）の骨折のこと。

しっかり摂れていますか？
カルシウムチェック

骨形成に役立つ栄養素の筆頭は、カルシウム。十分摂れているかどうか、チェックしてみましょう。1〜10の設問に回答し、点数を合計してください。

カルシウムチェックリスト

		0点	0.5点	1点	2点	4点	点数
1	牛乳を毎日どのくらい飲みますか？	ほとんど飲まない	月1〜2回	週1〜2回	週3〜4回	ほとんど毎日	
2	ヨーグルトをよく食べますか？	ほとんど食べない	週1〜2回	週3〜4回	ほとんど毎日	ほとんど毎日2個	
3	チーズ等の乳製品やスキムミルクをよく食べますか？	ほとんど食べない	週1〜2回	週3〜4回	ほとんど毎日	2種類以上毎日	
4	大豆、納豆など豆類をよく食べますか？	ほとんど食べない	週1〜2回	週3〜4回	ほとんど毎日	2種類以上毎日	
5	豆腐、がんも、厚揚げなど大豆製品をよく食べますか？	ほとんど食べない	週1〜2回	週3〜4回	ほとんど毎日	2種類以上毎日	
6	ほうれん草、小松菜、青梗菜などの青菜をよく食べますか？	ほとんど食べない	週1〜2回	週3〜4回	ほとんど毎日	2種類以上毎日	
7	海藻類をよく食べますか？	ほとんど食べない	週1〜2回	週3〜4回	ほとんど毎日		
8	ししゃも、丸干しいわしなど骨ごと食べられる魚を食べますか？	ほとんど食べない	月1〜2回	週1〜2回	週3〜4回	ほとんど毎日	
9	しらす干し、干しえびなど小魚類を食べますか？	ほとんど食べない	週1〜2回	週3〜4回	ほとんど毎日	2種類以上毎日	
10	朝食、昼食、夕食と1日に3食とりますか？		1日1〜2食		欠食が多い	きちんと3食	

合計　　　点

判定

合計点数	判定	コメント
20点以上	よい	1日に必要なカルシウム量以上が摂れています。このままバランスのとれた食事を続けましょう。
16～19点	少し足りない	1日に必要なカルシウム量に少し足りません。20点を目指してもう少し増やしましょう。
11～15点	足りない	1日の推奨摂取量の3/4しか摂れていません。このままでは骨がもろくなっていきます。毎日の食事を工夫しましょう。
8～10点	かなり足りない	必要な量の半分以下しか摂れていません。カルシウムの多い食品を今の2倍摂るようにしましょう。
0～7点	まったく足りない	カルシウムがほとんど摂れていません。このままでは骨が折れやすくなってとても危険です。食事を見直しましょう。

出典：日本骨代謝学会『骨粗鬆症の予防と治療ガイドライン2015年版』

実は、足りていないカルシウム

日本人は、骨を強くするために欠かせないカルシウムの摂取量が足りていないのが現状です。**日本人の食事摂取基準（２０２０年版）では、1日のカルシウム推奨摂取量は18～74歳女性で６５０mg、75歳以上で６００mg。**しかし、実際の摂取量は、20歳以上女性で４９４mg、65～74歳で５６７mg、75歳以上で５２５mgと、いずれも不足しています（令和元年国民健康・栄養調査）。

カルシウムを十分摂れているかどうか、右ページのチェックリストで調べてみましょう。不足していたら、まずは食事の見直しが必要です。

本書では、毎日飽きずにおいしくカルシウムを摂れるレシピを紹介しています。ぜひ、活用してください。

「骨量」を減らさないためには食事と運動が大切です

カルシウムだけでは不十分

骨量を減らさないためには、骨を強くする食事を心がけましょう。カルシウムを必要量摂ることが重要ですが、実はそれだけでは骨は丈夫にはなりません。

骨のベースとなるコラーゲンのもとであるタンパク質、カルシウムを定着させるビタミンD、骨が壊れるのを食い止めるビタミンKなども不足しないよう、食事の見直しが必要です。左ページで紹介する食材を積極的に摂るようにしましょう。その他、マグネシウム、ビタミンB_6、ビタミンB_{12}、葉酸も摂っておきたい栄養素です。

「1日3食、バランスよく」が基本

骨だけでなく、強い体を作り、健康を維持するためには、いろいろな食べ物をバランスよく食べることが大切。食事は1日3回が基本で、主食、主菜、副菜がそろっているのが理想的です。本書では、おいしく手軽に作れるレシピを紹介しています。

太ることを心配して食事の回数を減らす人もいますが、とくに60代以降の女性は骨、そして骨を支える筋肉を強くするためにも、しっかり食べる必要があるのです。事実、やせていることは骨粗鬆症のリスクを高める要因の1つです。

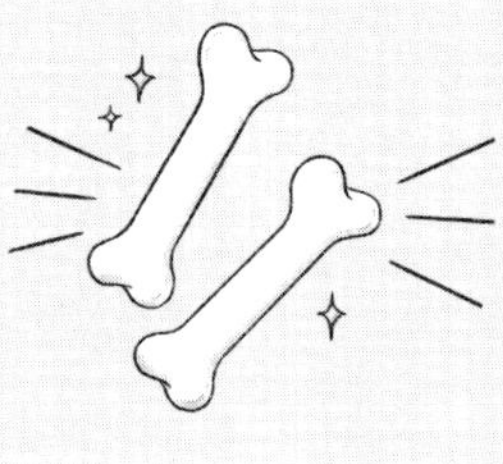

骨を育てる栄養素が多い食材

カルシウム

（1日の摂取推奨量：18～29歳 男性800mg 女性650mg　30～74歳 男性750mg　女性650mg　75歳以上 男性700mg　女性600mg）

食品	1回使用量（g）	カルシウム量（mg）
牛乳	210（200mL）	231
プロセスチーズ	30	189
ヨーグルト（無糖）	150	180
桜えび	3	60
ししゃも	50	175
木綿豆腐	100	93
納豆	40	36
小松菜	80	136

ビタミンD

（1日の摂取目安量：18歳以上男女とも8.5μg）

食品	1回使用量（g）	ビタミンD（μg）
きくらげ	5	6.5
鮭	100	15
うなぎのかば焼き	100	19
いわし丸干し	30	15
さんま	100	16
ぶり	80	6.4
まぐろ	100	5
干ししいたけ	6	1

ビタミンK

（1日の摂取目安量：18歳以上男女とも150μg）

食品	1回使用量（g）	ビタミンK（μg）
納豆	40	240
モロヘイヤ	80	512
つるむらさき	100	350
おかひじき	100	310
ほうれん草	100	270
ブロッコリー	100	210
にら	80	144

タンパク質

（1日の摂取推奨量：男性60～65g　女性50g）

食品	1回使用量	タンパク質含有量（g）
鶏ささみ（生）	100	19.7
鶏むね肉（皮なし・生）	100	19.2
豚もも肉（大型種・赤身・生）	100	18
牛もも肉（和牛・赤身・生）	100	17.9
あじ	80	13.4
木綿豆腐	100	6.7
卵（全卵）	50	5.7

※厚生労働省「日本人の食事摂取基準2020年版」、文部科学省「日本食品標準成分表（八訂）増補2023年」より

＼骨を強くするために避けたいもの／

加工食品に多く含まれるリンや塩分は、カルシウムの吸収を妨げます。これらは加工食品に多く含まれるので、外食が多い人や市販の弁当をよく食べる人は要注意。アルコールもカルシウムの吸収を妨げます。

たばこに含まれるニコチンもカルシウムの吸収を妨げるほか、骨粗鬆症のリスクも高めてしまうので、禁煙もしくは本数を減らしましょう。

骨を刺激する運動も不可欠

骨は、負荷がかかるほど骨を作る骨芽細胞が活発に働くので、骨を強くするのに運動は欠かせません。だからといって、激しい運動をする必要はありません。大切なのは、毎日続けること。そのためにもムリなく、手軽に行える運動を選びましょう。

おすすめの運動の1つめは、自分の体重を利用した「かかと落とし」です。かかとを上げ下げするだけの簡単な体操ですが、かかとにかかる体重は実際の体重の約3倍。いつでもどこでもでき、運動が苦手な人でも安全に効率よく骨を強くすることができる運動です。

また、ふくらはぎの筋肉が鍛えられるので転倒を防げるだけでなく、全身の血液の循環がよくなり、血糖値を下げる効果も期待できます。

なお、体重が重ければかかとにかかる負荷は大きくなります。60代以降は「やせないこと」が大切というのは、そのためです。ただし、太り過ぎはひざや腰を痛めてしまうので、禁物です。

2つめは、ウオーキング。1日8000歩を週に3回、1年間続けると、腰椎の骨密度が1・71%上昇したという報告があります。

筋肉を鍛えることも忘れずに

骨を支える筋肉や筋力が弱いと体を動かすのがおっくうになり、そのことが骨粗鬆症のリスクを高めてしまいます。**60代以降は、何もしなければ筋肉、筋力ともに衰えていきます。**筋肉トレーニングやストレッチなど、筋肉を強化する運動も努めて行うようにしましょう。

第2章

丈夫な「骨」を作る食べ方

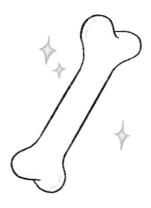

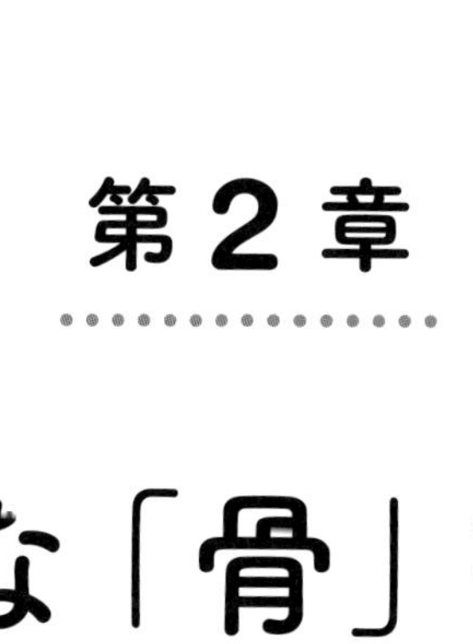

岩崎啓子　料理研究家・管理栄養士

「骨」を育てる「骨育《ほねいく》レシピ」を取り入れよう

毎日の食事にバランスよく

健康的な骨を維持するためには、第1章の解説のように、**骨作りに必要な栄養素であるカルシウム、ビタミンD、ビタミンK、タンパク質、そのほかの栄養素（マグネシウム、ビタミンB_6、ビタミンB_{12}、葉酸など）も含め、毎日、バランスよく食事に取り入れることが大切です。**

第2章では、骨に必要となる主要な栄養素別に、骨を育てる「骨育《ほねいく》レシピ」を紹介します。

どの栄養素も、一度に大量に摂取するのは、あまり効率的ではありませんし、食べ飽きてしまうこともあるでしょう。

そこで、毎日の朝食、昼食、夕食の献立に使え、効率的に栄養素を摂取でき、しかも簡単に作れる主菜、副菜、汁物、主食のレシピを考えました。さまざまな食材を使い、さまざまな味付けにして紹介しています。

カルシウムのレシピも、ビタミンDやビタミンK、タンパク質などを含む食材を合わせてカルシウムの吸収率を高めるメニューにしたり、同様に吸収を助ける酢や梅干し、レモンを合わせたりするなど、工夫をしています。これらはレシピページの「ＭＥＭＯ」で解説していますので、ぜひ、参考にしてください。また、1人分の栄養計算も記載していますので、目安として日々の食事にお役立てください。

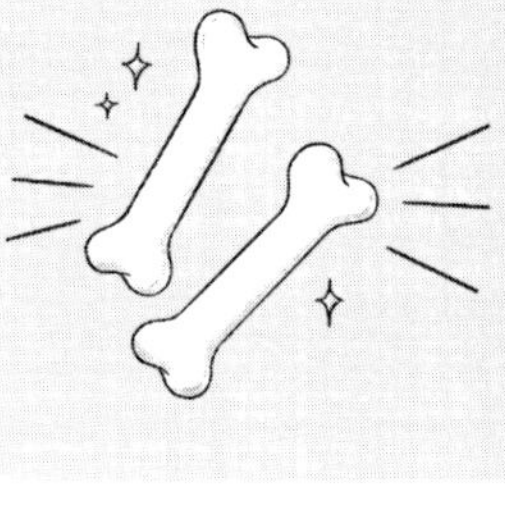

骨を育てる食材を知っておく

また、骨を強くする栄養素を多く含む食材を知っておくと、食事作りのヒントになります。たとえば、カルシウムは「牛乳、乳製品、小魚、豆腐」、ビタミンDは「魚やきのこ類」、ビタミンKは「納豆や青菜」、タンパク質は「肉、魚、大豆製品」……というように、おおまかでかまいません。「この栄養素（食材）が足りていないな」と気づいたら、積極的に取り入れるとよいと思います。

加齢とともに、私たちの体内でも「骨を作る力」が衰えてきます。毎日の献立に、効率よく「骨育レシピ」をコツコツと取り入れて、元気な骨を作っていきましょう。

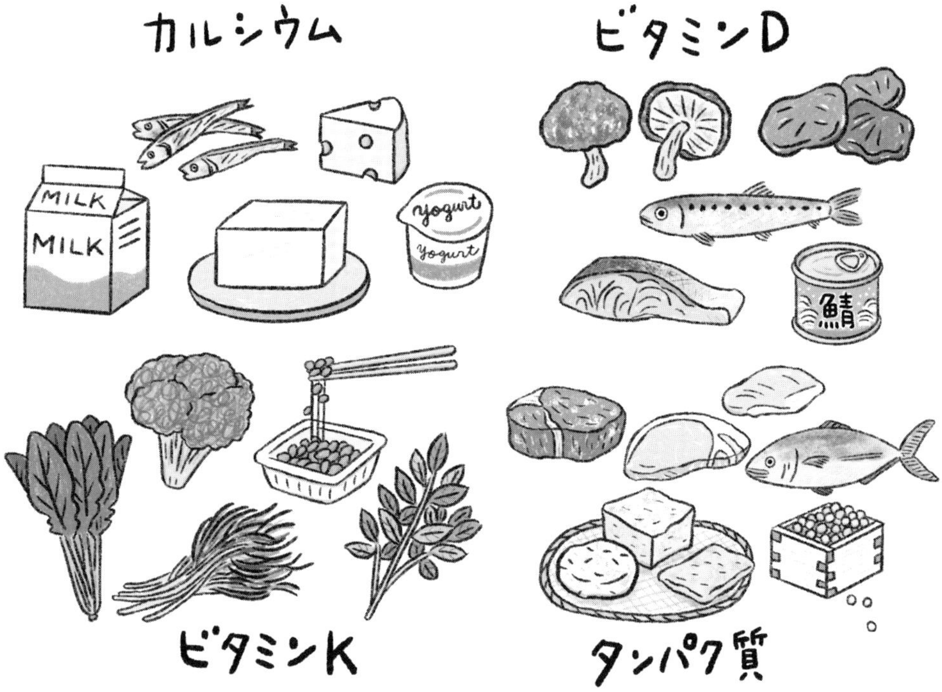

「骨」を丈夫に育てるための献立例

本書に掲載しているレシピから献立例を紹介します。

朝食

パン食とごはん食、それぞれの場合の献立例です。パン食は、牛乳コップ1杯と缶詰を使ったメニューで手軽にカルシウムやビタミンDをチャージ。ごはん食は、汁物でビタミンKをしっかり摂取。

パン食

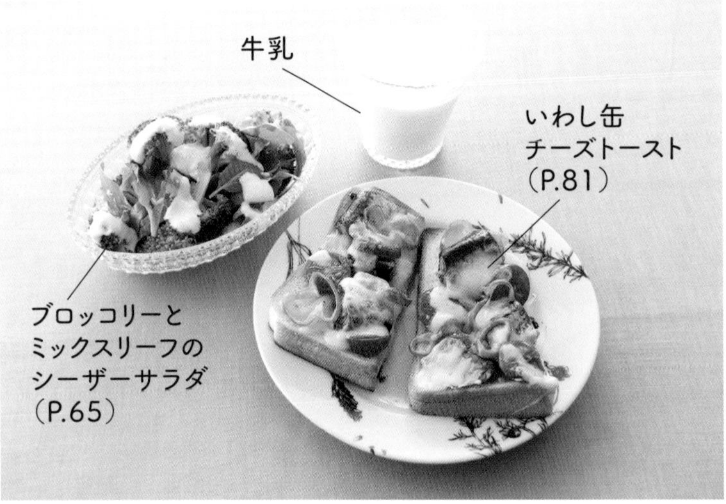
牛乳
いわし缶
チーズトースト
（P.81）
ブロッコリーと
ミックスリーフの
シーザーサラダ
（P.65）

1人分
エネルギー 528kcal
カルシウム 610mg
ビタミンD 3.3μg
ビタミンK 200μg
塩分 2.2g

ごはん食

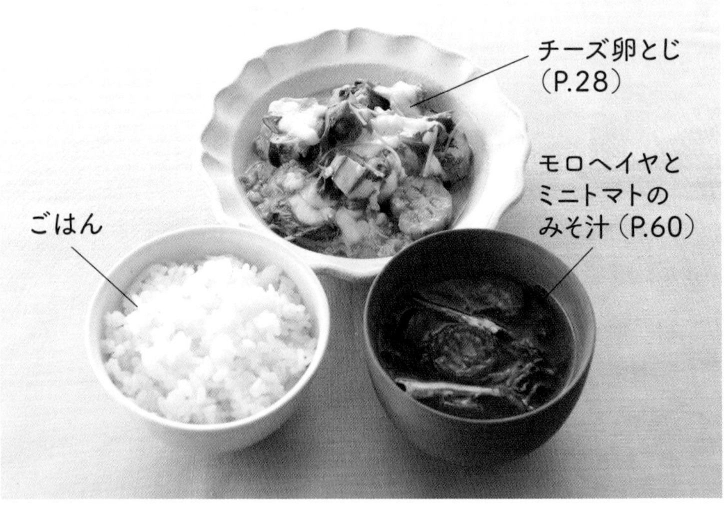
チーズ卵とじ
（P.28）
モロヘイヤと
ミニトマトの
みそ汁（P.60）
ごはん

1人分
エネルギー 508kcal
カルシウム 307mg
ビタミンD 2.4μg
ビタミンK 177μg
塩分 2.2g

昼食

ビタミンKを含む春菊の入ったチャーハンに、ビタミンDを摂れる作りおきの副菜を添えて。

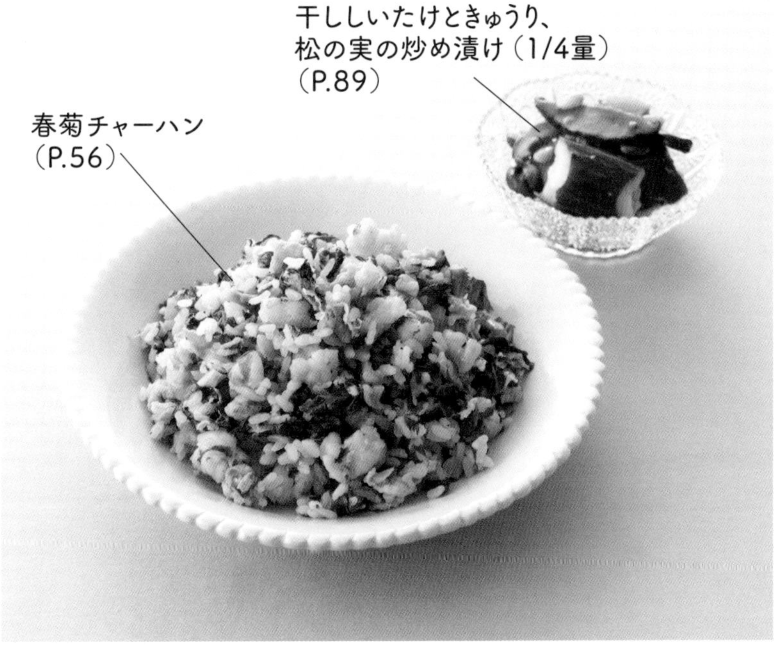
干ししいたけときゅうり、
松の実の炒め漬け（1/4量）
（P.89）
春菊チャーハン
（P.56）

1人分
エネルギー 472kcal
カルシウム 123mg
ビタミンD 2.3μg
ビタミンK 127μg
塩分 2.0g

夕食

カルシウムをしっかり補填できる献立。汁物は塩分を控えてすまし汁にしました。

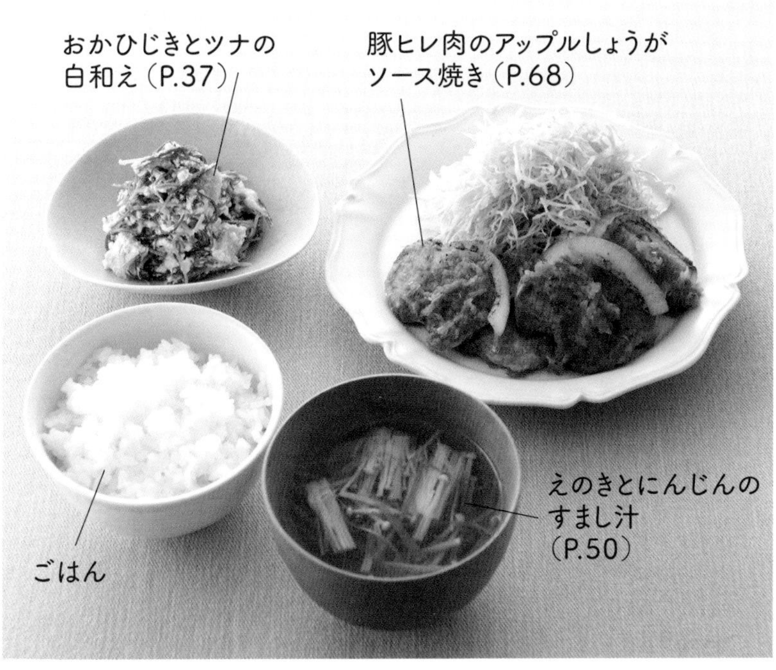
おかひじきとツナの
白和え（P.37）
豚ヒレ肉のアップルしょうが
ソース焼き（P.68）
えのきとにんじんの
すまし汁
（P.50）
ごはん

1人分
エネルギー 608kcal
カルシウム 163mg
ビタミンD 1.0μg
ビタミンK 191μg
塩分 2.3g

「骨」を育てる栄養素を取り入れる食べ方のヒント5《ファイブ》

カルシウムをしっかり摂取するためには、取り入れやすい方法を習慣化することが近道です。５つのヒントを紹介しますので、できることから取り入れて摂取量を「上乗せ」していきましょう。

＼ヒント／

1 牛乳を1日1杯

カルシウムといえば牛乳。手軽に利用できるのが最大のメリットです。コップ１杯（200mL）にカルシウムの１日の摂取推奨量のおよそ1/3（231mg）が含まれます。タンパク質も摂れるので「１日１杯」がおすすめです。苦手な方は、チーズやヨーグルトにもカルシウムが含まれますので、カロリーや塩分を調整しながら、毎日コンスタントに取り入れましょう。

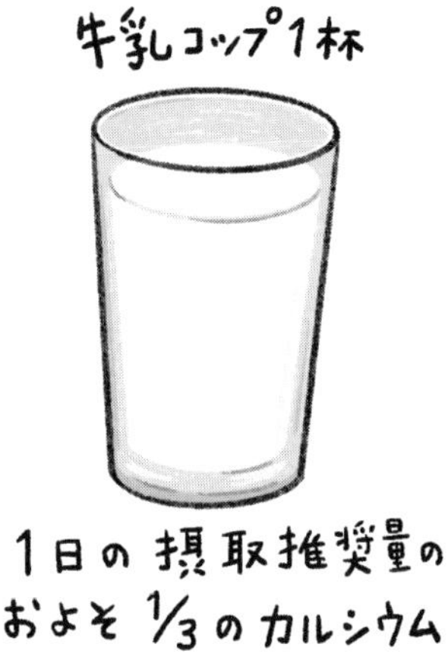

＼ヒント／

2 ちょい足し食材に注目

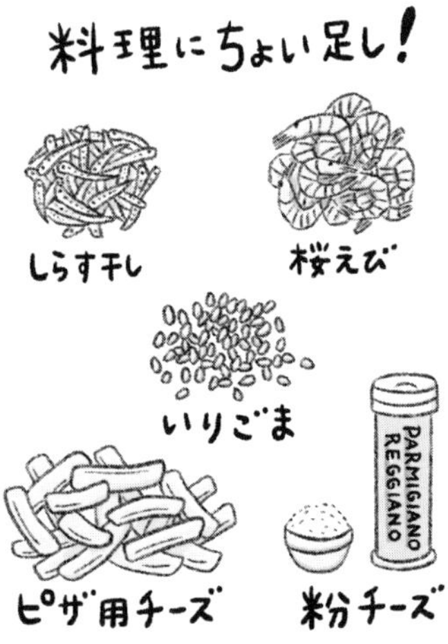

「骨によい食材をしっかり使って料理しなくちゃ！」とがんばりすぎては続きません。また、骨にいいからと同じ食材にかたよらないことも大切です。骨によいさまざまな食材を料理に「ちょい足し」することで、骨を育てる食事にもなります。しらす干し、桜えび、いりごま、ピザ用チーズ、粉チーズ、ヨーグルトなど、取り入れやすいものをプラスしましょう。

＼ヒント／

3 缶詰を利用する

本書内では、鮭、いわし、さばの缶詰のレシピを紹介しています（P.80 〜 87）。魚の缶詰は、骨までやわらかく調理してあり、ムリなくカルシウムを摂れるのが最大の利点です。また、ストックできる食材なので、いつでも使えるところが便利。さらに、生の魚より栄養価が高い場合も多く、活用しない手はありません。

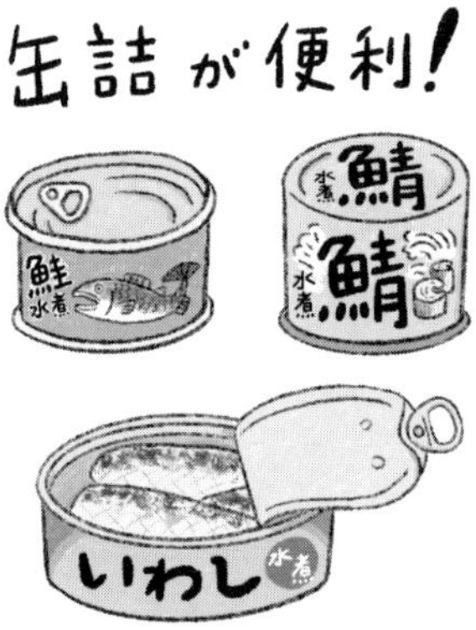
缶詰が便利!
鮭
鯖
鯖
いわし

＼ヒント／

4 作りおきを活用する

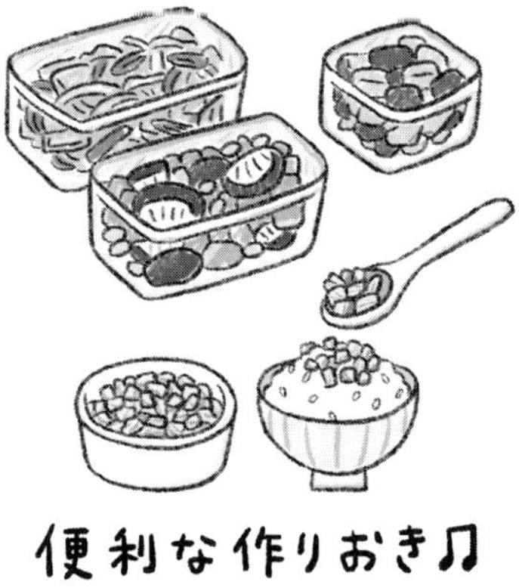
便利な作りおき♫

少し時間があるときに、乾物などを使った簡単な作りおきを用意しておくと、助かります。本書内でもごはんのおかずになる作りおきレシピを紹介しています（P.88 〜 93）。また、カルシウムたっぷりのふりかけなどがあれば、さっとひとふりで、骨を育てる食事になり、栄養価がアップします。

＼ヒント／

5 おやつでプラス

「骨によい食材が足りていないな」というときは、おやつで調整していきましょう。難しく考える必要はなく、紅茶やコーヒーに牛乳を入れるだけでも十分、骨を育てるおやつになります。ヨーグルトやチーズ、そのまま食べられる小魚や、アーモンドなどのナッツ類もおすすめです。

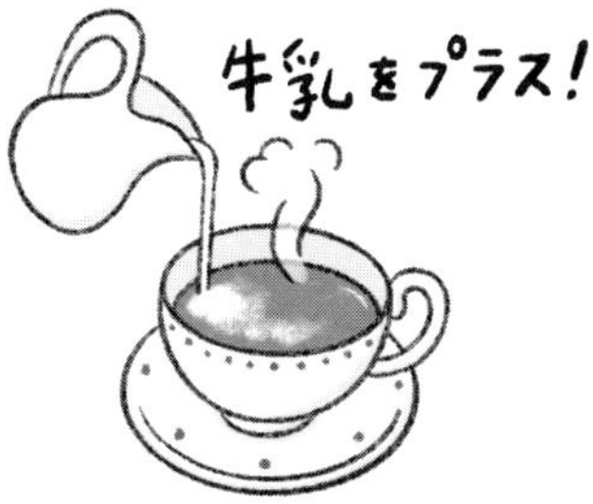
牛乳をプラス!

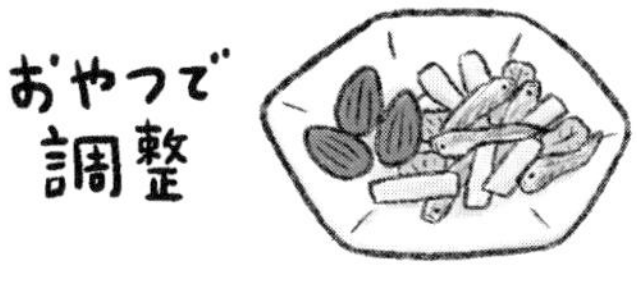
おやつで
調整

骨育レシピ

カルシウム

毎日摂りたいカルシウム。乳製品や小魚、大豆製品、青菜などを取り入れていきましょう。

牛乳

鮭と白菜のミルク煮 作り方▶P.26

料理に牛乳を利用して骨力アップ。
鮭からビタミンD、タンパク質もしっかり摂れる一品です。

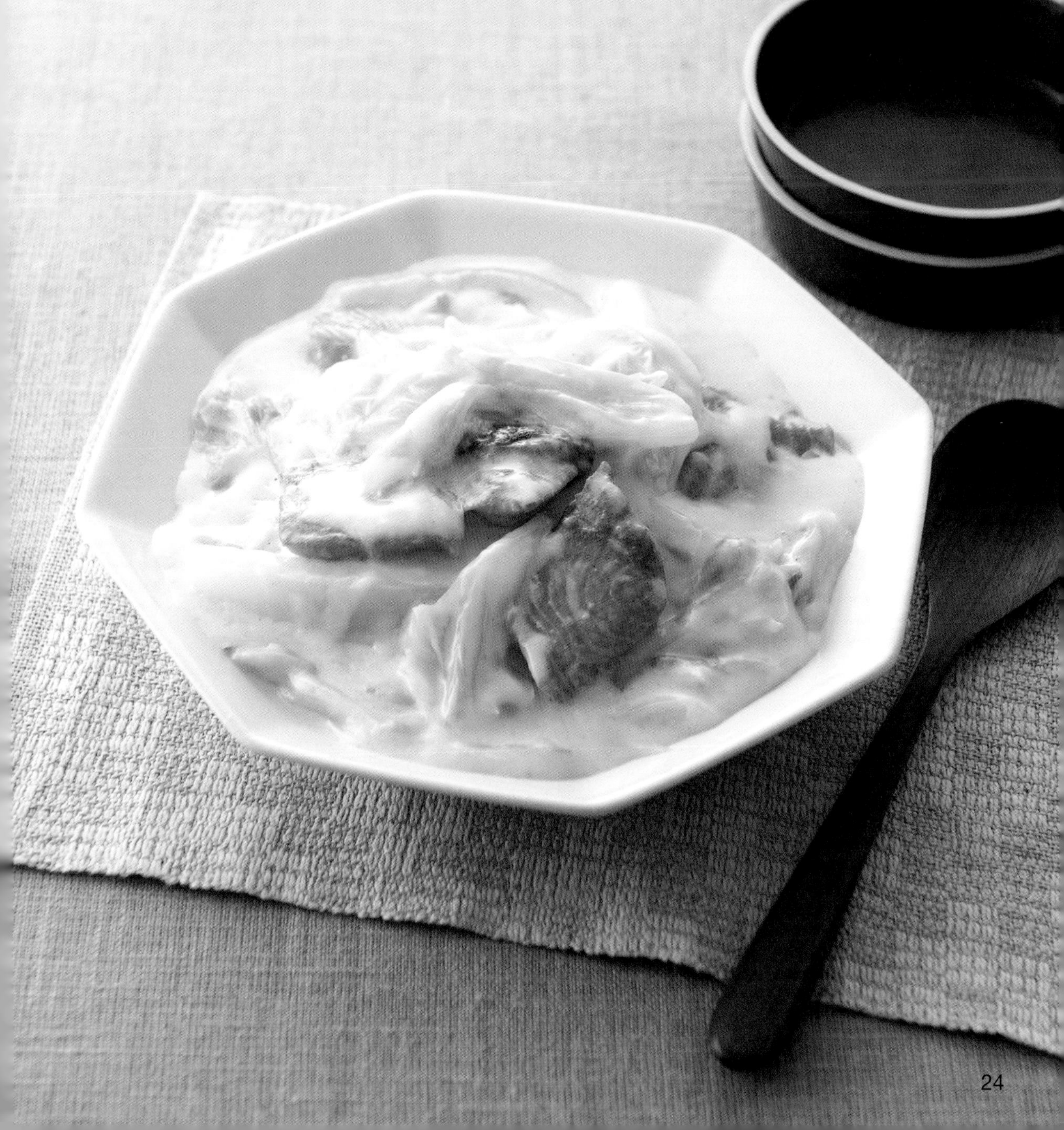

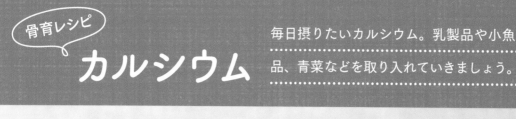

牛乳

えびと豆腐と小松菜のグラタン

作り方▶P.27

牛乳、チーズ、豆腐、小松菜のスペシャルカルシウムレシピです。
とろ〜り熱々を召し上がれ。

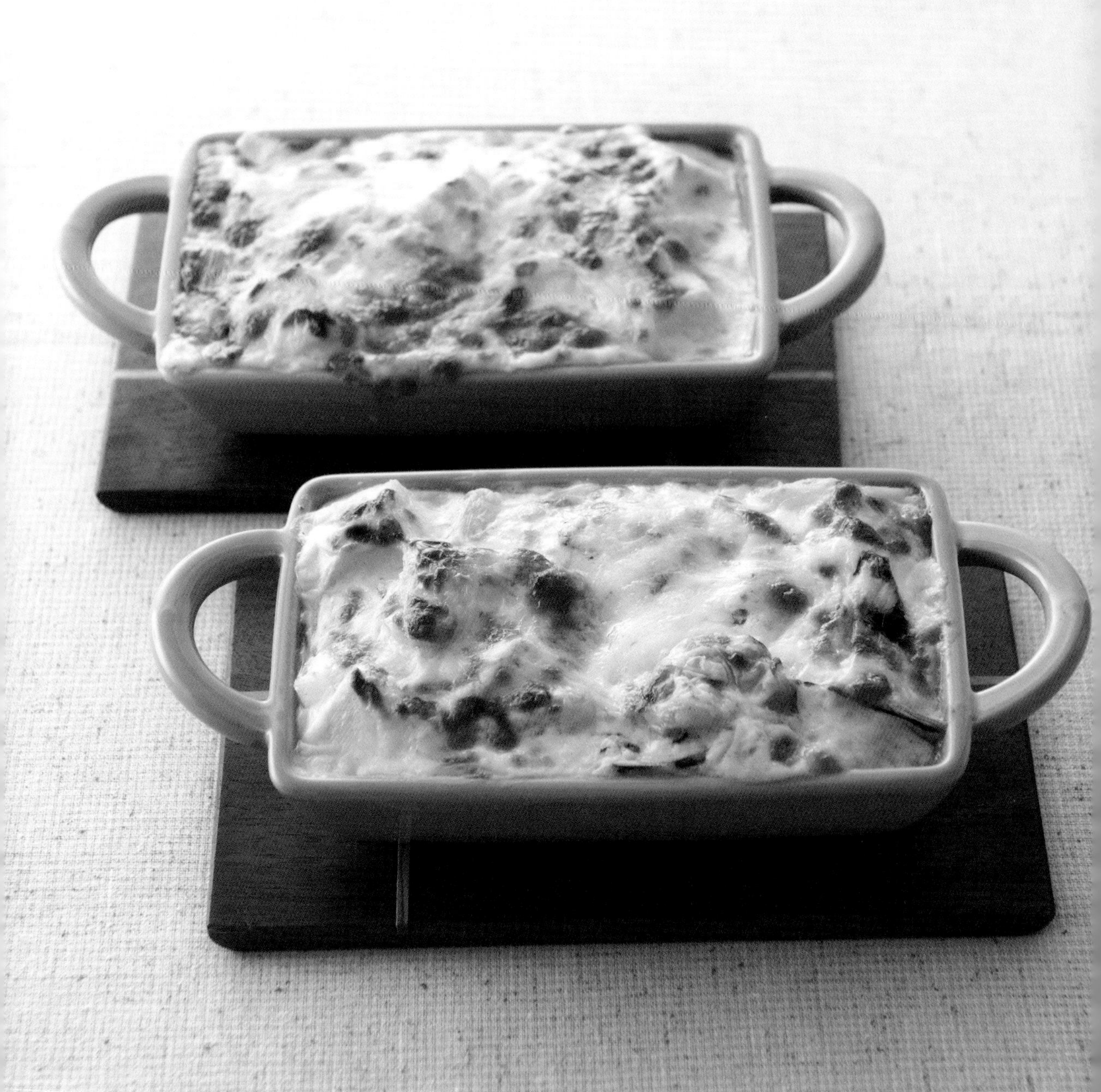

鮭と白菜のミルク煮

1人分		
	エネルギー 349kcal	カルシウム 193mg
	タンパク質 20.9g	塩分 1.2g

材料（2人分）

- 生鮭……2切れ
- 白菜……3枚
- しょうが（薄切り）……2枚
- オリーブ油……大さじ1
- 酒……大さじ1
- 水……1/4カップ
- 牛乳……1カップ
- 塩……小さじ1/3
- こしょう……少々
- 水溶きかたくり粉
  - かたくり粉……大さじ1
  - 水……大さじ3

作り方

1 鮭は食べやすい大きさに切り、塩・こしょう各少々（分量外）をふる。白菜は葉と芯を切り分け、葉は5〜6㎝のざく切り、芯は細切りにする。しょうがはせん切りにする。

2 フライパンを熱し、オリーブ油の半量を入れ、**1**の鮭を両面焼いて取り出す。残りのオリーブ油をフライパンに入れ、白菜、しょうがを炒める。鮭を戻し入れ、酒、水を入れてふたをし、沸騰したら弱火で3〜4分煮る。中火にして牛乳、塩、こしょう少々をふり、煮立てる。最後に水溶きかたくり粉でとろみをつけてひと煮立ちさせる。

MEMO

牛乳

牛乳はコップ1杯（200mL）で1日のカルシウム摂取推奨量のおよそ1/3量を摂れるのでおすすめですが、苦手な人が多いのも事実。そんな場合は、ほかの食材でカバーすればOKです。ヨーグルトやチーズ、木綿豆腐、小魚、緑黄色野菜などにもカルシウムが含まれますので、「いろいろなカルシウム食材の組み合わせ」で補っていきましょう。

えびと豆腐と小松菜のグラタン

1人分		
エネルギー 394kcal	カルシウム 523mg	
タンパク質 24.6g	塩分 1.5g	

材料 （2人分）

玉ねぎ……1/4個
小松菜……100g
木綿豆腐……200g
えび（殻をむく）……100g
にんにく（薄切り）……2枚
バター……20g
小麦粉……大さじ2
牛乳……1と1/2カップ
コンソメ（顆粒）……小さじ1/5
塩……小さじ1/5
こしょう……適量
ピザ用チーズ……40g

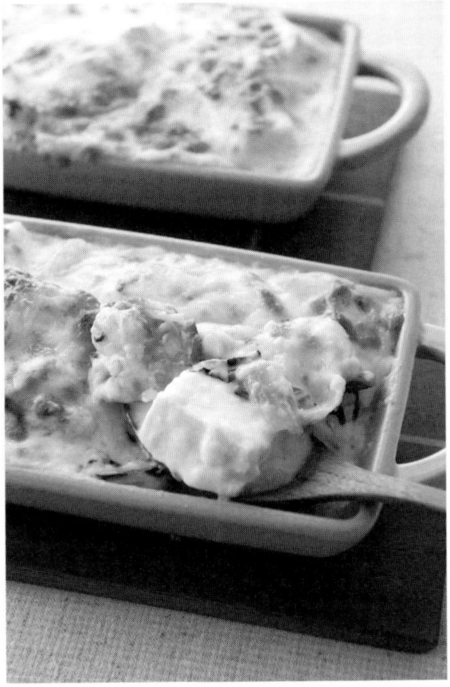

作り方

1 玉ねぎは薄切り、小松菜は2cm長さに切る。豆腐は厚みを半分に切って角切り、えびは背ワタを取り、こしょう少々をふる。

2 フライパンにバターを入れて中火で溶かし、**1**の玉ねぎ、にんにくを炒める。えび、小松菜を加え、さっと炒めて弱火にし、小麦粉を加えて焦がさないように炒める。牛乳を加えながら混ぜ、コンソメ、塩、こしょう少々、豆腐を混ぜ合わせる。

3 **2**を耐熱皿に入れてピザ用チーズを散らし、220度に予熱したオーブンで15分焼く。

乳製品

チーズ卵とじ

作り方▶P.30

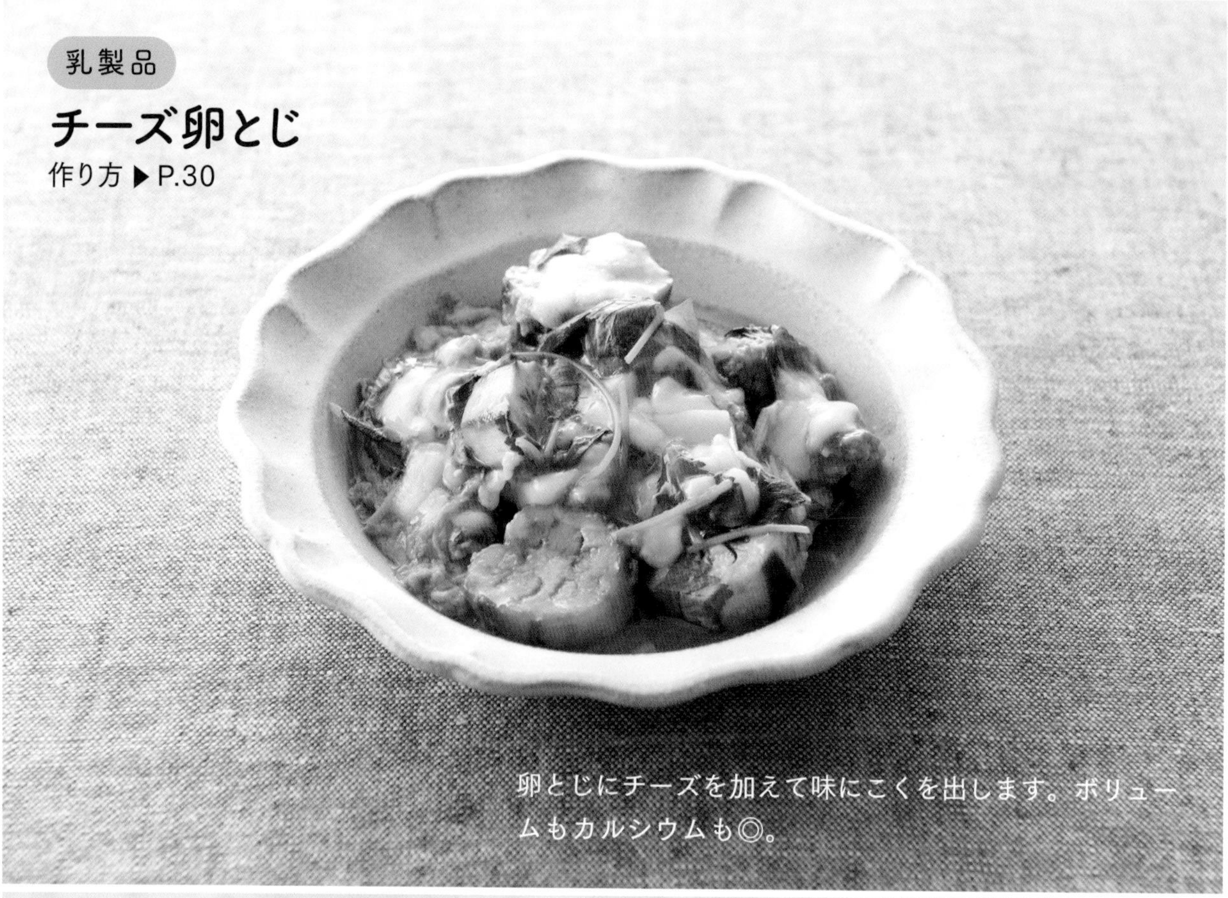

卵とじにチーズを加えて味にこくを出します。ボリュームもカルシウムも◎。

乳製品

チーズとにんじんのナムル

作り方▶P.30

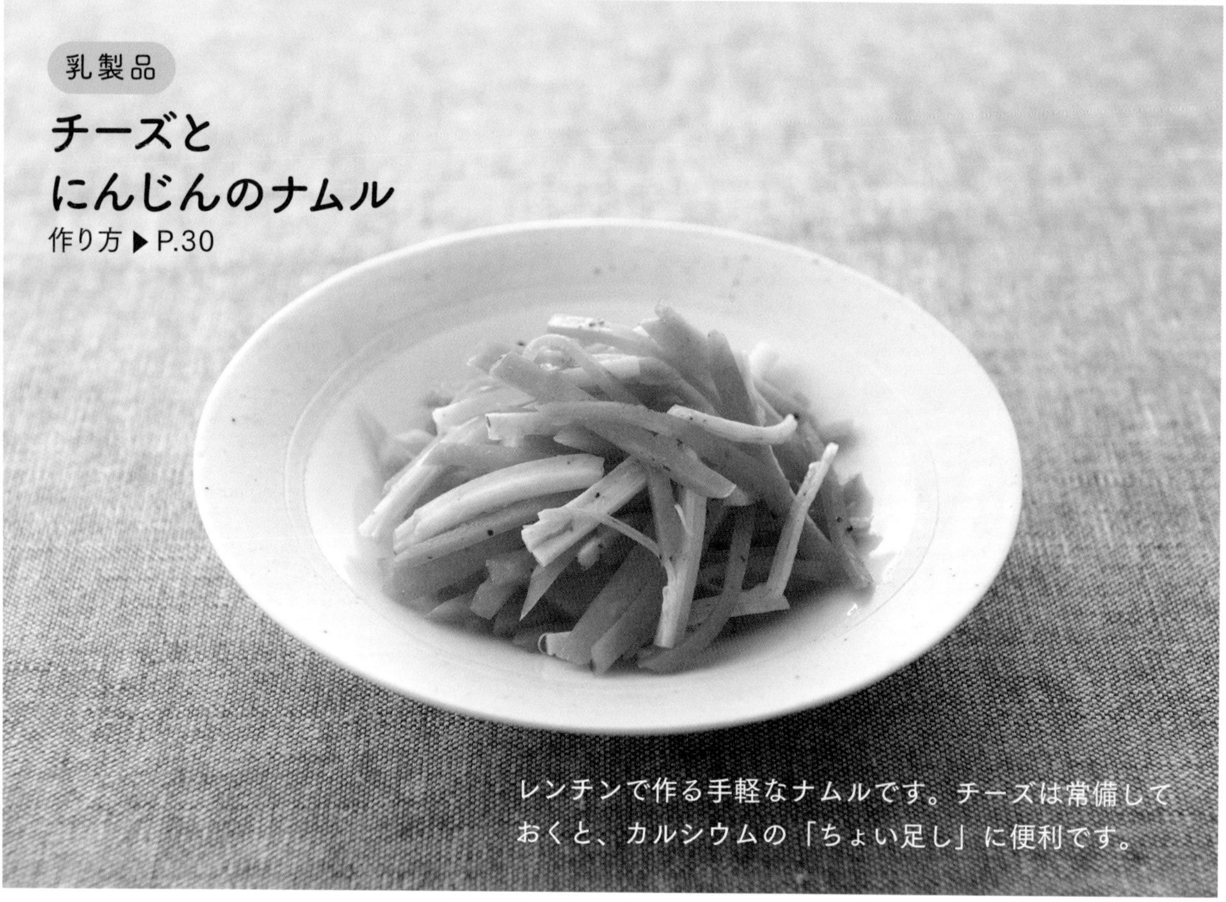

レンチンで作る手軽なナムルです。チーズは常備しておくと、カルシウムの「ちょい足し」に便利です。

乳製品

モッツァレラチーズとアスパラガスのおかかしょうゆ和え

作り方▶P.31

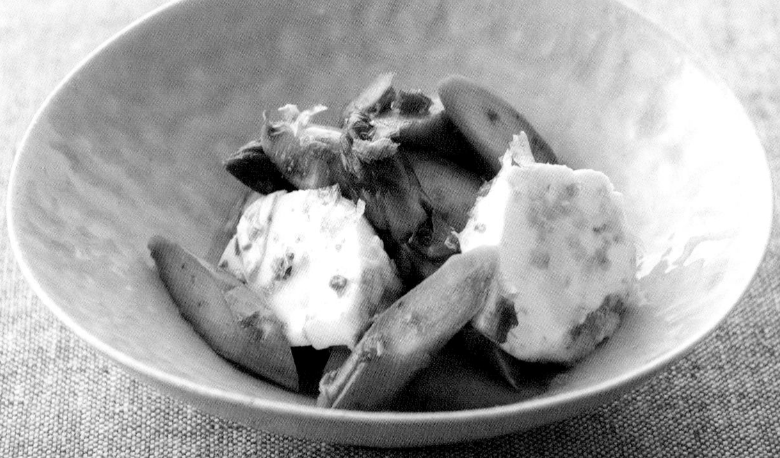

和と洋の食材も、発酵食品つながりで、よく合います。カルシウム豊富な味わい深い一品。

乳製品

きゅうりのヨーグルトスープ

作り方▶P.31

混ぜるだけの冷たいスープ。梅干しのクエン酸がカルシウムの吸収を助けてくれます。

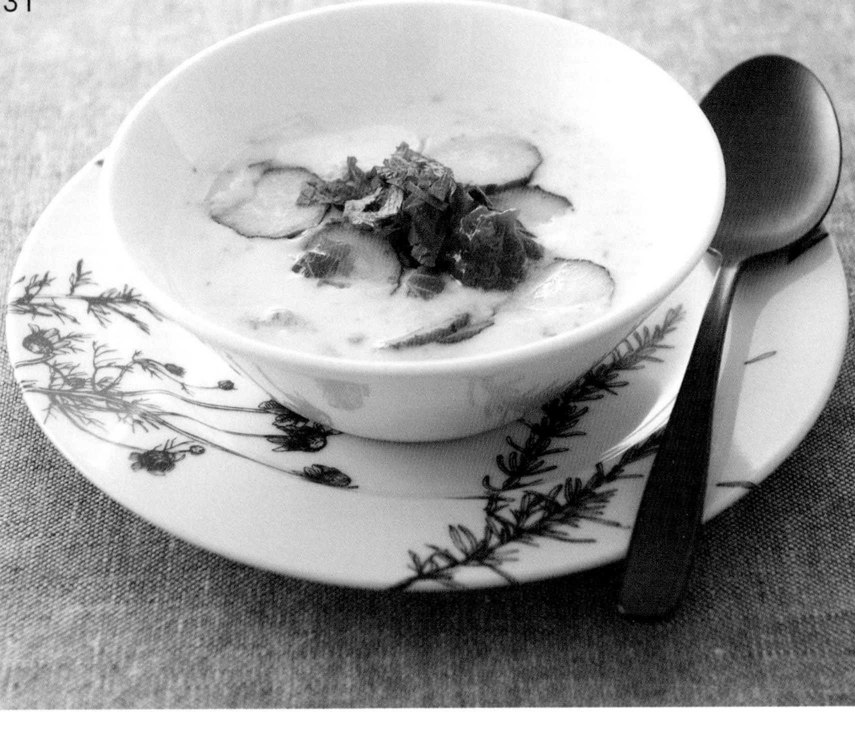

チーズ卵とじ

1人分			
エネルギー	218kcal	カルシウム	183mg
タンパク質	15.5g	塩分	1.1g

材料（2人分）

なす……2本
三つ葉……20g
鶏ひき肉……50g
ピザ用チーズ……40g
卵……2個
だし汁……1/2カップ
みりん……小さじ2
しょうゆ……小さじ1

作り方

1 なすはヘタを切って皮をむき、輪切りにする。三つ葉は3㎝長さに切る。

2 小さめのフライパンにだし汁、みりん、しょうゆを入れて煮立てる。**1**のなす、ひき肉を加えてふたをし、沸騰したら弱火で7〜8分煮る。ピザ用チーズ、三つ葉を散らし、溶きほぐした卵を回し入れてふたをする。火を止めて好みの硬さにとじる。

チーズとにんじんのナムル

1人分			
エネルギー	77kcal	カルシウム	87mg
タンパク質	3.8g	塩分	0.7g

材料（2人分）

チーズ（割けるタイプ）……1本（25g）
にんじん……小1本（120g）
A
- ごま油……小さじ1
- 粉唐辛子……少々
- にんにく（すりおろし）……少々
- 塩……小さじ1/6

作り方

1 にんじんはせん切りにし、ラップをふんわりかけて電子レンジで2分加熱して冷ます。チーズは長さを半分に切って細めに割く。

2 **1**と**A**の調味料を混ぜ合わせる。

モッツァレラチーズとアスパラガスのおかかしょうゆ和え

1人分				
	エネルギー	80kcal	カルシウム	91mg
	タンパク質	5.8g	塩分	0.5g

材料（2人分）

モッツァレラチーズ ……… 1/2個(50g)
グリーンアスパラガス ……… 1束(100g)
削り節 ……… 1/4袋(1g)
しょうゆ ……… 小さじ1

作り方

1 グリーンアスパラガスは硬い部分を切ってゆで、斜め切りにする。モッツァレラチーズは6等分のくし形切りにする。

2 **1**としょうゆ、削り節を混ぜ合わせる。

きゅうりのヨーグルトスープ

1人分				
	エネルギー	64kcal	カルシウム	135mg
	タンパク質	3.7g	塩分	1.1g

材料（2人分）

プレーンヨーグルト ……… 1カップ
きゅうり ……… 1本
青じそ ……… 3枚
梅干し(塩分15%) ……… 1/2個
だし汁 ……… 1/2カップ
塩 ……… 小さじ1/5

作り方

1 だし汁は塩を入れて混ぜ溶かし、冷やしておく。きゅうり半量はすりおろし、残りは小口切りにする。青じそは粗く刻む。

2 ヨーグルト、**1**のだし汁、すりおろしたきゅうりを混ぜ合わせ、残りのきゅうりも混ぜて器に盛る。青じそ、梅干しを添える。

小魚

焼きししゃものエスカベーシュ

作り方▶P.34

洋風の南蛮漬け・エスカベーシュを
まるごと食べられるししゃもで作ります。
焼くだけなので手軽です。

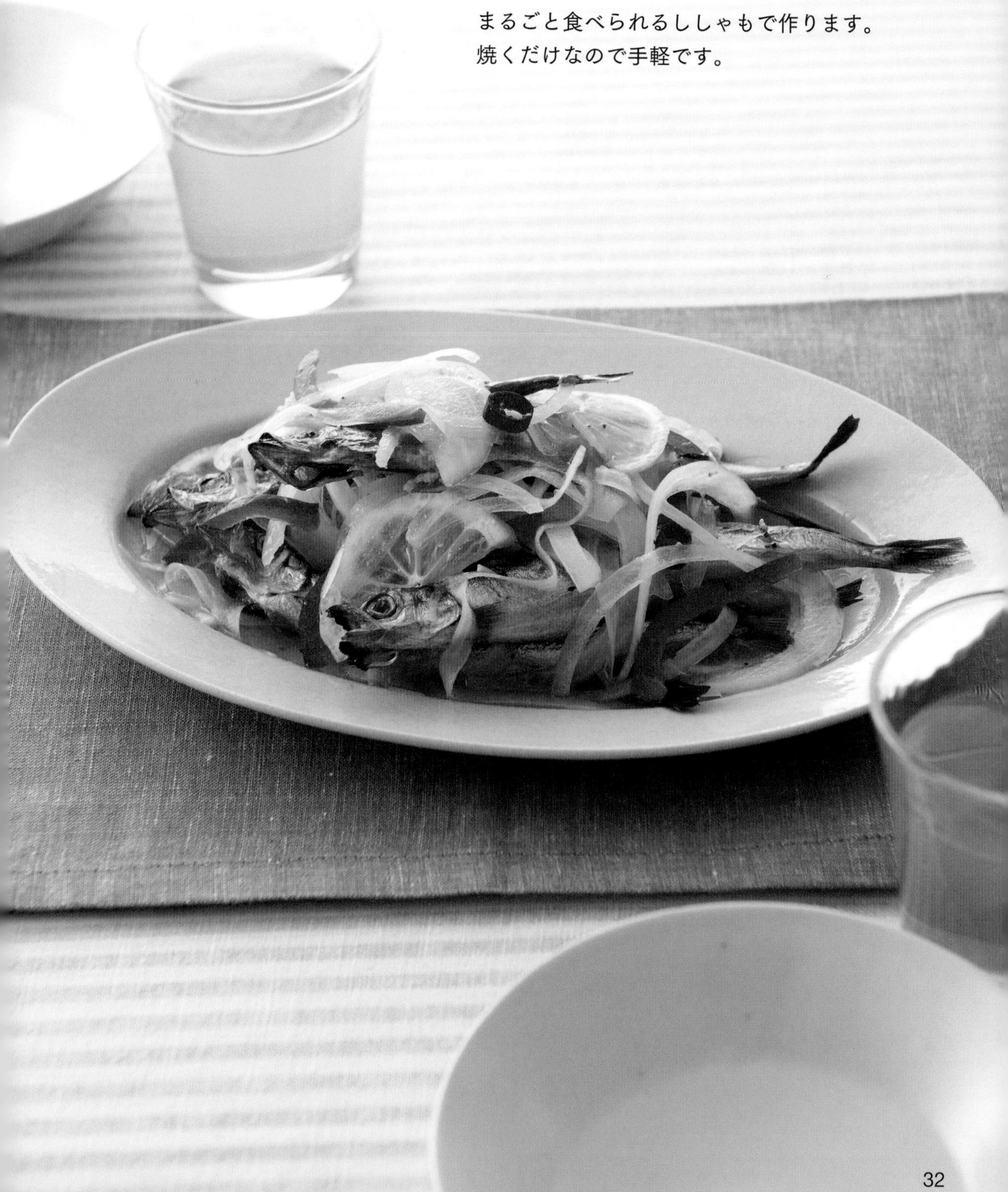

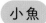

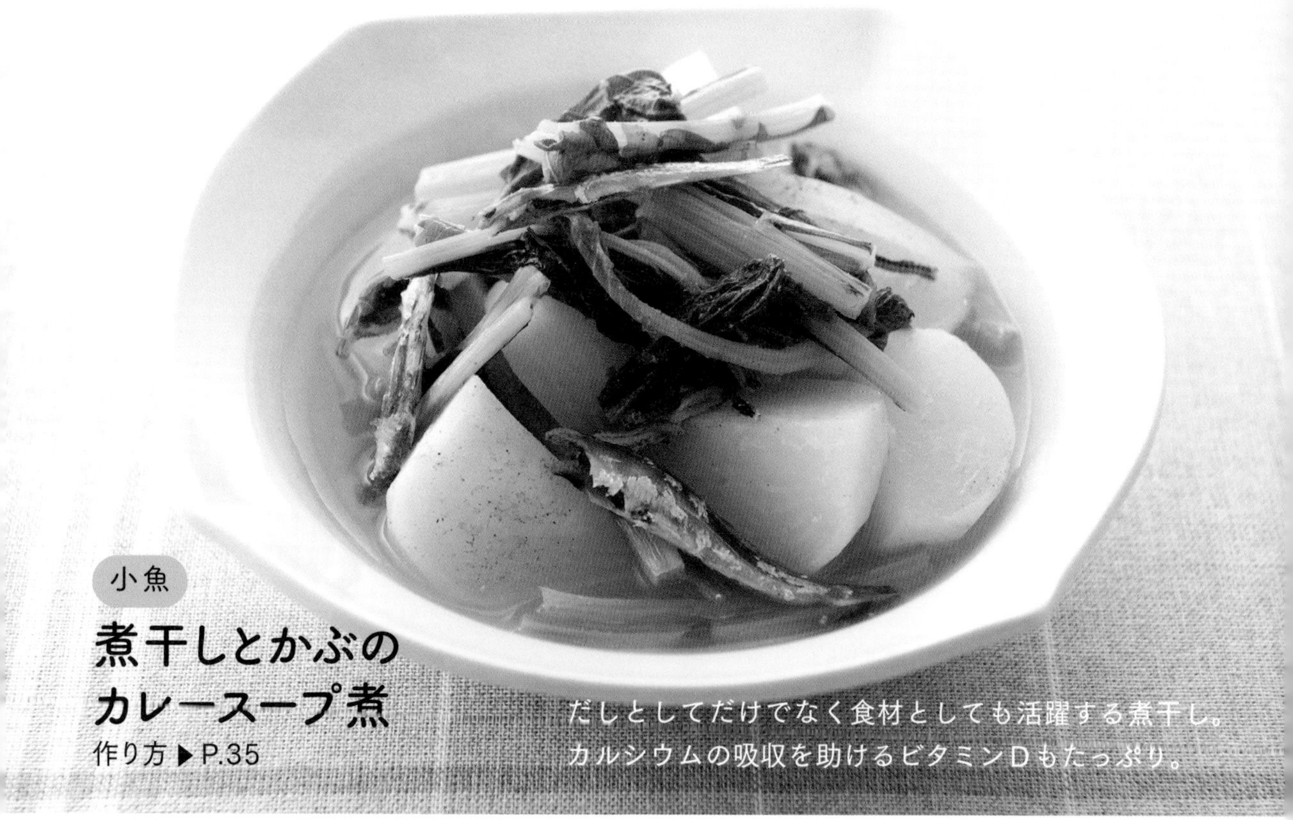

小魚

煮干しとかぶのカレースープ煮

作り方▶P.35

だしとしてだけでなく食材としても活躍する煮干し。カルシウムの吸収を助けるビタミンDもたっぷり。

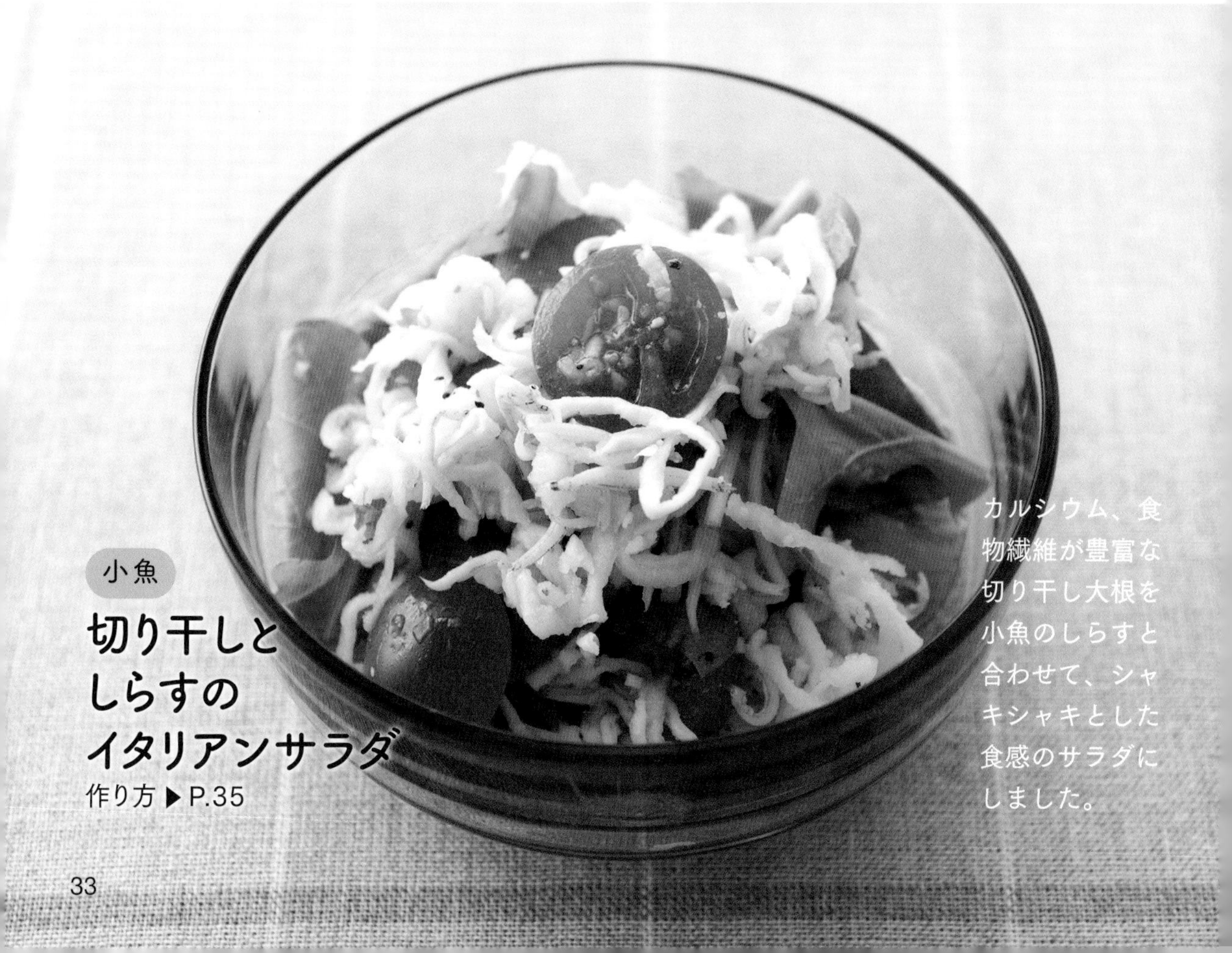

小魚

切り干しとしらすのイタリアンサラダ

作り方▶P.35

カルシウム、食物繊維が豊富な切り干し大根を小魚のしらすと合わせて、シャキシャキとした食感のサラダにしました。

焼きししゃものエスカベーシュ

1人分		
エネルギー 145kcal	カルシウム 219mg
タンパク質 7.9g	塩分 1.3g

材料（2人分）

ししゃも …… 8尾
玉ねぎ …… 1/4個
パプリカ …… 20g
レモン（輪切り） …… 2枚
赤唐辛子 …… 1/2本
A
- 酢 …… 大さじ2
- オリーブ油 …… 大さじ1
- 砂糖 …… 大さじ1/2
- 塩 …… 小さじ1/6
- こしょう …… 少々

作り方

1 Aの調味料は混ぜ合わせ、小口切りにした赤唐辛子を混ぜておく。

2 玉ねぎは薄切り、パプリカは細切りにする。

3 ししゃもはグリルで焼き、バットなどに取り出し、熱いうちに1を入れて混ぜる。2の玉ねぎ、パプリカ、半分に切ったレモンを加えて混ぜ合わせ、10分ほどおく。

MEMO

ししゃも

頭から尾までまるごと食べられるししゃもはカルシウムが豊富な食材です。また、カルシウムとともに骨や歯を作るマグネシウムや、鉄分、ビタミンD、ビタミンB_{12}、葉酸などの栄養素も含まれます。

煮干しとかぶのカレースープ煮

1人分				
	エネルギー	82kcal	カルシウム	245mg
	タンパク質	3.8g	塩分	0.9g

材料（2人分）

煮干し……10g
かぶ……3個
かぶの葉……100g
オリーブ油……小さじ1と1/2
水……1カップ
ローリエ……1枚
酒……大さじ1
カレー粉……小さじ1/2
塩……小さじ1/4

作り方

1 煮干しは頭とはらわたを取る。

2 かぶは4等分のくし形切り、葉は3cm長さに切る。

3 鍋を熱し、オリーブ油を入れて**2**の葉を炒め、油が回ったらかぶを入れてさっと炒める。**1**、水、ローリエ、酒、カレー粉、塩を入れてふたをし、沸騰したら弱火で6～8分、かぶがやわらかくなるまで煮る。

切り干しとしらすのイタリアンサラダ

1人分				
	エネルギー	92kcal	カルシウム	111mg
	タンパク質	3.6g	塩分	0.9g

材料（2人分）

切り干し大根……20g
しらす干し……20g
ミニトマト……3個
ルッコラ……20g
A
にんにく（みじん切り）……薄切り2枚分
オリーブ油……小さじ2
酢……小さじ2
塩……小さじ1/6
こしょう……少々
パルメザンチーズ……小さじ1

作り方

1 切り干し大根はもみ洗いをして水で戻す。水けをしっかり絞り、食べやすく切る。ミニトマトは輪切り、ルッコラは3cm長さに切る。

2 **1**の切り干し大根としらす干しを合わせ、混ぜ合わせた**A**の調味料を入れて混ぜる。ミニトマト、ルッコラを加えてざっくり混ぜる。

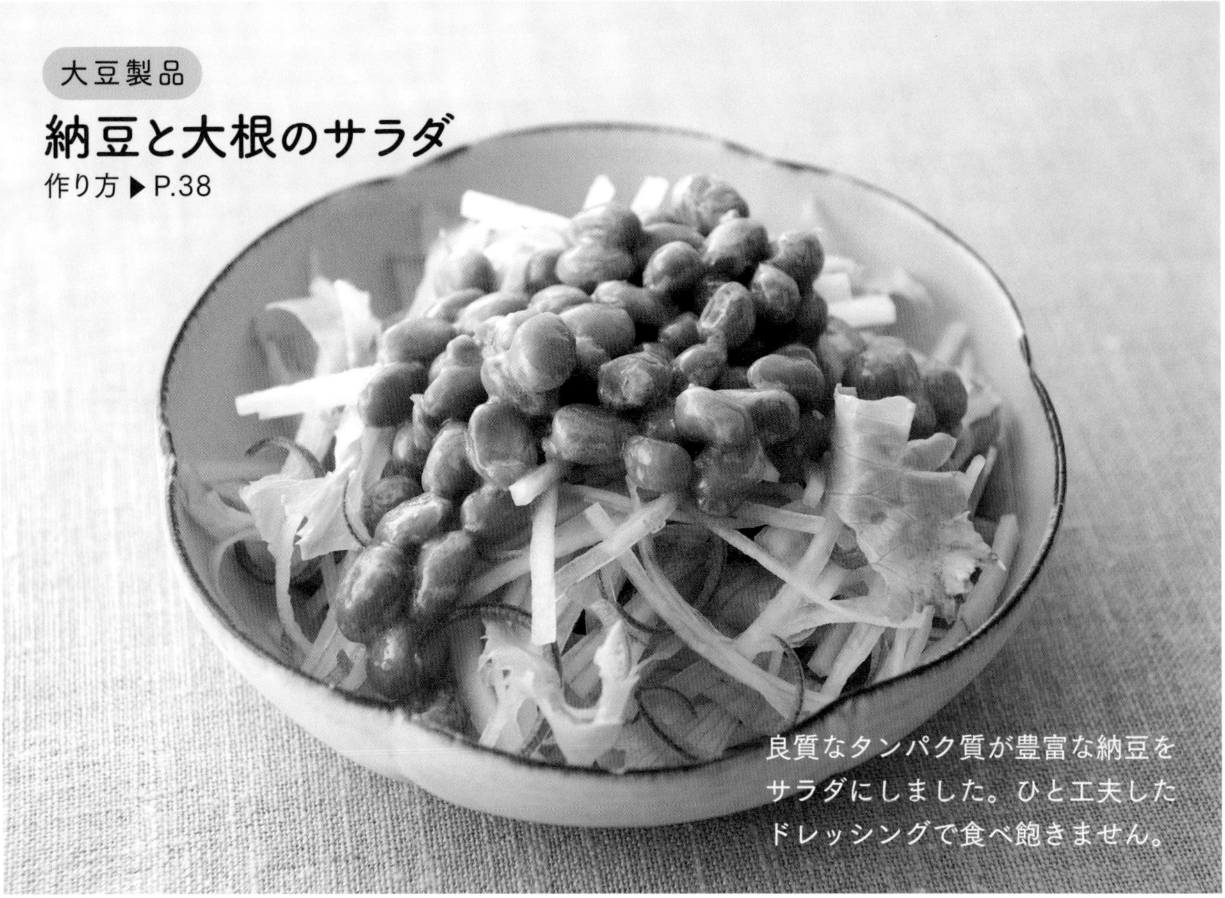

大豆製品

納豆と大根のサラダ

作り方 ▶ P.38

良質なタンパク質が豊富な納豆をサラダにしました。ひと工夫したドレッシングで食べ飽きません。

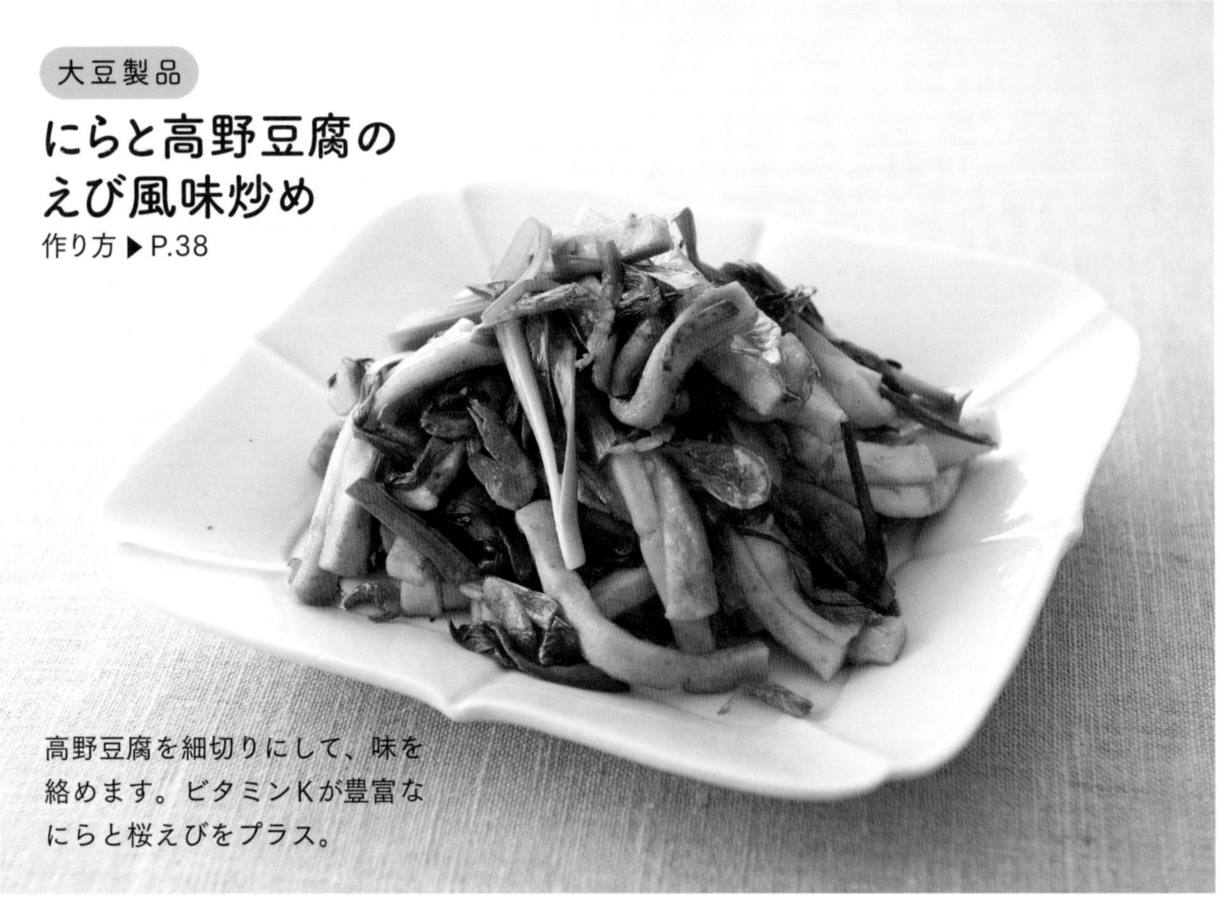

大豆製品

にらと高野豆腐のえび風味炒め

作り方 ▶ P.38

高野豆腐を細切りにして、味を絡めます。ビタミンKが豊富なにらと桜えびをプラス。

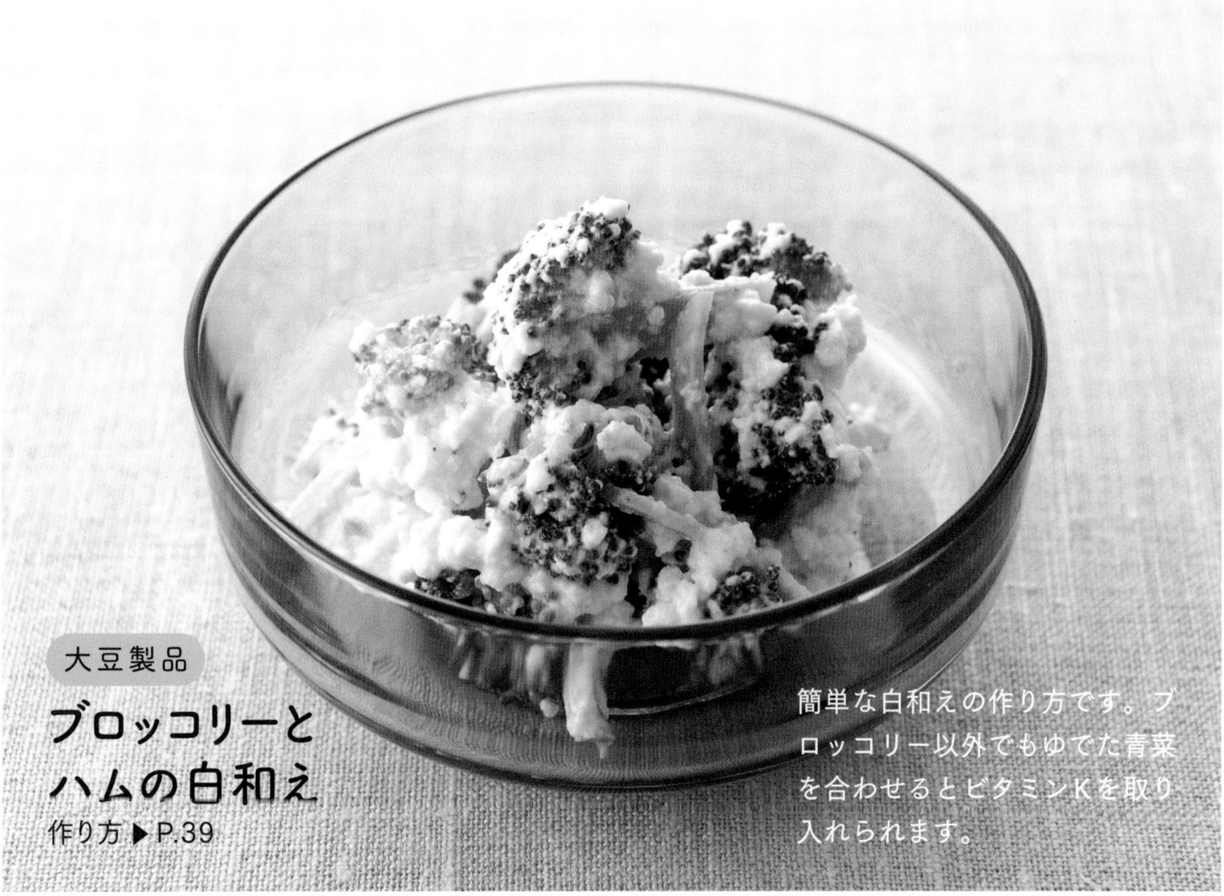

大豆製品

ブロッコリーとハムの白和え

作り方▶P.39

簡単な白和えの作り方です。ブロッコリー以外でもゆでた青菜を合わせるとビタミンKを取り入れられます。

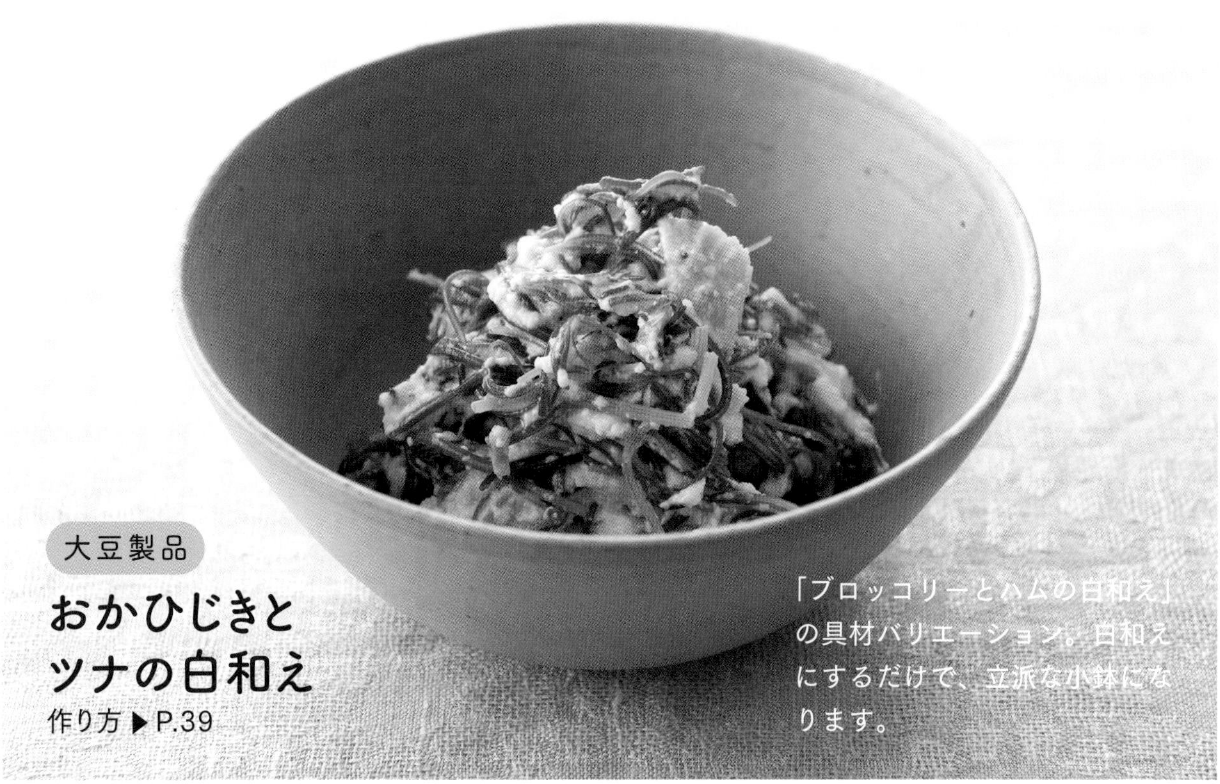

大豆製品

おかひじきとツナの白和え

作り方▶P.39

「ブロッコリーとハムの白和え」の具材バリエーション。白和えにするだけで、立派な小鉢になります。

納豆と大根のサラダ

1人分		
	エネルギー 132kcal	カルシウム 60mg
	タンパク質 6.6g	塩分 0.6g

材料（2人分）

納豆 …… 2パック（80g）
大根 …… 150g
レタス …… 1枚
みょうが …… 1個
A
- 納豆の添付のたれ …… 1パック分
- わさび …… 少々
- 酢 …… 小さじ2
- オリーブ油 …… 小さじ2
- しょうゆ …… 小さじ1/2

作り方

1 大根は3cm長さのせん切りにする。レタスは細切り、みょうがは小口切りにする。

2 1を混ぜて器に盛る。

3 納豆とAの調味料を混ぜ合わせ、2にかける。

にらと高野豆腐のえび風味炒め

1人分		
	エネルギー 174kcal	カルシウム 172mg
	タンパク質 11.1g	塩分 1.5g

材料（2人分）

高野豆腐 …… 2枚
桜えび …… 5g
にら …… 1/2束
にんにく（薄切り）…… 3枚
かたくり粉 …… 小さじ1
ごま油 …… 大さじ1
A
- 酒・水 …… 各大さじ1
- オイスターソース …… 小さじ1
- しょうゆ …… 小さじ2
- こしょう …… 少々
- 砂糖 …… 小さじ1/4

作り方

1 高野豆腐は60〜70度の湯で戻し、湯が冷めたら取り出し、両手にはさんで押して水けを絞る。0.8cm幅に切り、細切りにする。にんにくはせん切り、にらは3cm長さに切る。

2 1の高野豆腐にかたくり粉をまぶす。

3 フライパンを熱してごま油を入れ、2をほぐしながら表面を焼くように炒め、にんにく、桜えびを加えてさっと炒める。混ぜ合わせたAの調味料、にらを加え、炒め合わせる。

ブロッコリーとハムの白和え

1人分		
エネルギー 83kcal	カルシウム 81mg	
タンパク質 6.7g	塩分 0.7g	

材料（2人分）

ブロッコリー……100g
ハム……1枚
和え衣
- 木綿豆腐……100g
- 砂糖……小さじ1
- 塩……小さじ1/5
- 練り辛子……小さじ1/6
- すりごま……小さじ1/2

作り方

1 ブロッコリーは小房に分け、ゆでて冷まし、食べやすく切る。ハムは半分に切り細切りにする。

2 豆腐はペーパータオルで包み、水けを軽くきってつぶす。砂糖、塩、辛子、すりごまを混ぜ合わせ、和え衣を作る。

3 **1**と**2**を混ぜ合わせる。

おかひじきとツナの白和え

1人分		
エネルギー 133kcal	カルシウム 140mg	
タンパク質 8.4g	塩分 0.7g	

材料（2人分）

おかひじき……80g
ツナ缶（オイル漬け）
……小1/2缶（固形量30g）
和え衣
- 木綿豆腐……100g
- 砂糖……小さじ1
- 塩……小さじ1/5
- 練り辛子……小さじ1/6
- すりごま……小さじ1/2

作り方

1 おかひじきはゆでて3cm長さに切る。

2 豆腐はペーパータオルで包み、水けを軽くきってつぶす。砂糖、塩、辛子、すりごまを混ぜ合わせ、和え衣を作る。

3 **1**のおかひじき、汁けをきったツナと**2**の和え衣を混ぜ合わせる。

骨育レシピ

ビタミンD

日本人に不足しているといわれている、丈夫な骨作りには欠かせないビタミンD。多く含む乾物や魚などを積極的に取り入れていきましょう。

干ししいたけ

干ししいたけ入り塩マーボー

作り方▶P.42

ビタミンD含有量トップクラスの干ししいたけを使った塩味のマーボー豆腐。深みのある味わいを楽しめます。

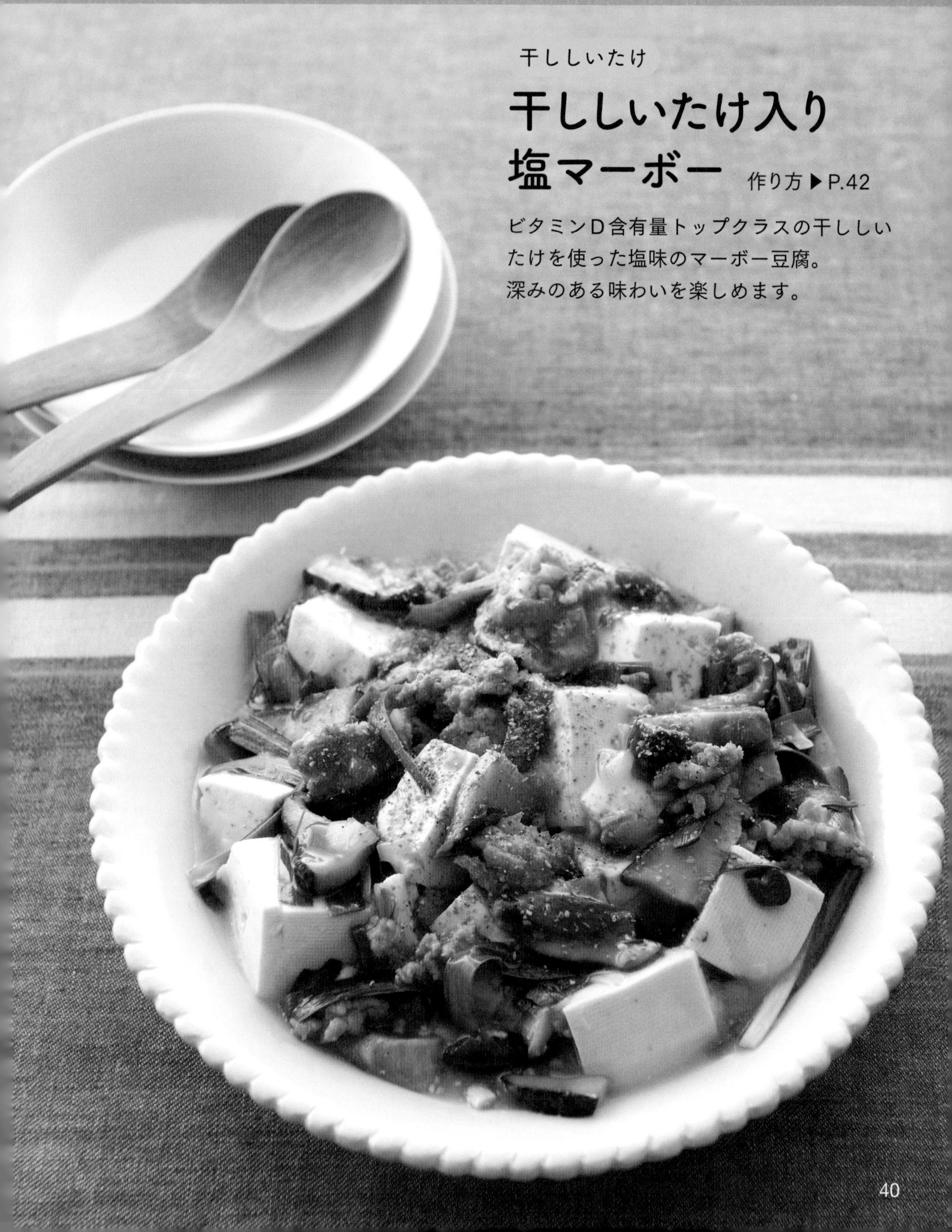

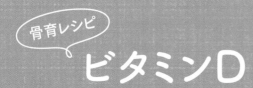

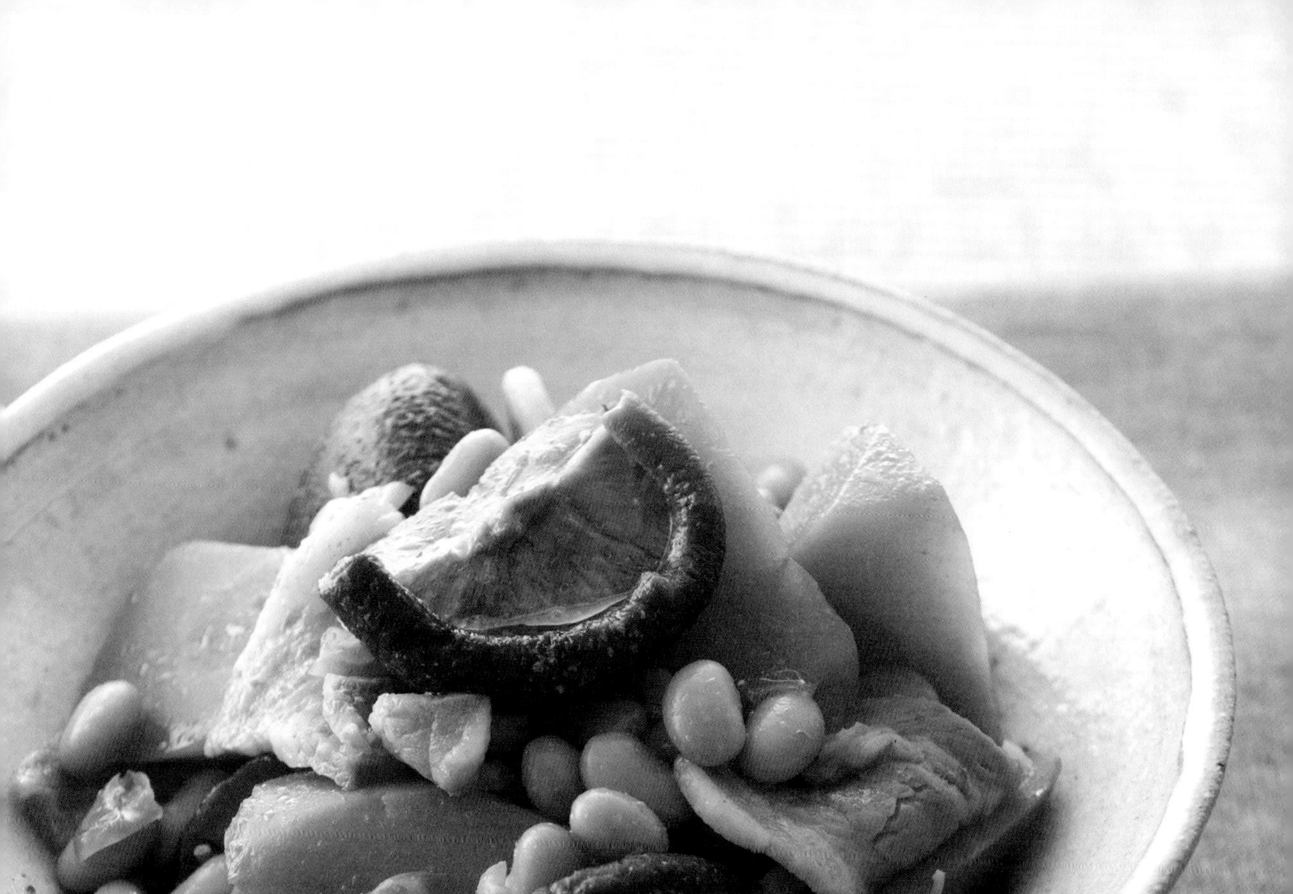

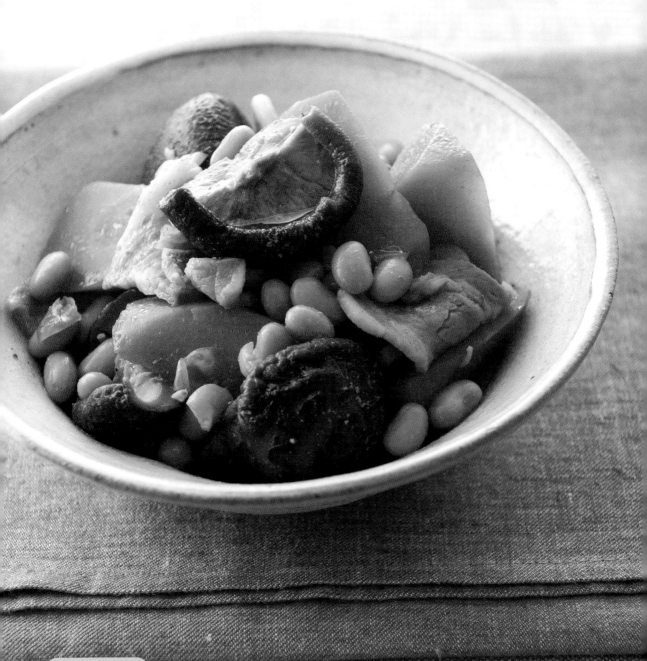

干ししいたけ

干ししいたけと豚バラ、にんじんの炒め煮

作り方▶P.43

具がごろごろと入ったボリュームのある炒め煮です。
干ししいたけ、豚肉のうまみが広がります。

干ししいたけ入り塩マーボー

1人分

エネルギー	281kcal	カルシウム	158mg
ビタミンD	0.7μg	塩分	1.6g

材料（2人分）

干ししいたけ……3枚
豚ひき肉……80g
木綿豆腐……1丁（300g）
にら……40g
にんにく……1/4かけ
しょうが……1/2かけ
長ねぎ……1/4本
赤唐辛子……1本
ごま油……小さじ2
水……1カップ
中華スープの素（顆粒）……小さじ1/4
みりん……小さじ2
塩……小さじ1/2弱
こしょう……少々
水溶きかたくり粉
- かたくり粉……小さじ2
- 水……大さじ2

粉山椒《さんしょう》・ラー油……各少々

作り方

1 干ししいたけは水で戻して軸を切り、薄切りにする。豆腐は厚みを半分に切って角切り、にらは3㎝長さに切る。にんにく、しょうが、長ねぎはみじん切り、赤唐辛子は小口切りにする。

2 フライパンを熱してごま油を入れ、ひき肉、**1**のしいたけを炒める。にんにく、しょうが、赤唐辛子を加えてさらに炒め、香りが出たら水、中華スープの素、みりんを入れて煮立てる。**1**の豆腐、長ねぎを入れてふたをし、沸騰したら弱火で3分ほど煮る。再び中火にし、塩、こしょう、にらを加え、水溶きかたくり粉でとろみをつけてひと煮立ちさせる。

3 器に盛り、粉山椒・ラー油をかける。

MEMO

干ししいたけ

ビタミンDを豊富に含むので、乾物を使うのがおすすめです。ただし、天日干しでないとビタミンDは増えません。生しいたけを日光に当てるのも効果的です（直射日光に30分以上）。

干ししいたけと豚バラ、にんじんの炒め煮

1人分		
エネルギー 311kcal	カルシウム 46mg
ビタミンD 1.0μg	塩分 1.7g

材料（2人分）

干ししいたけ……4枚
にんじん……小1本(120g)
豚バラ薄切り肉……100g
ゆで大豆……60g
ごま油……小さじ1
だし汁……3/4カップ
酒……大さじ1
砂糖……大さじ1/2
しょうゆ……大さじ1

作り方

1 干ししいたけは水で戻して軸を切り、半分に切る。にんじんは乱切りにする。豚バラ肉は4～5㎝幅に切る。

2 鍋を熱してごま油を入れ、**1**のにんじん、豚バラ肉を炒め、しいたけ、大豆、だし汁、酒、砂糖、しょうゆを加える。沸騰したらふたをして弱火で15分ほど煮る。

MEMO

干ししいたけの戻し方

干ししいたけは流水で洗い、軽くゴミを取ります。ポリ袋に冷水と干ししいたけを入れて、空気を抜いて口を結びます。それをボウルなどに入れておくだけ。しっかり水に浸かるので、おすすめです。冷蔵庫に入れて一晩（約8時間）おきましょう。ふっくら、つややかに戻ります。多めに戻しておくといろいろと使えて便利です。

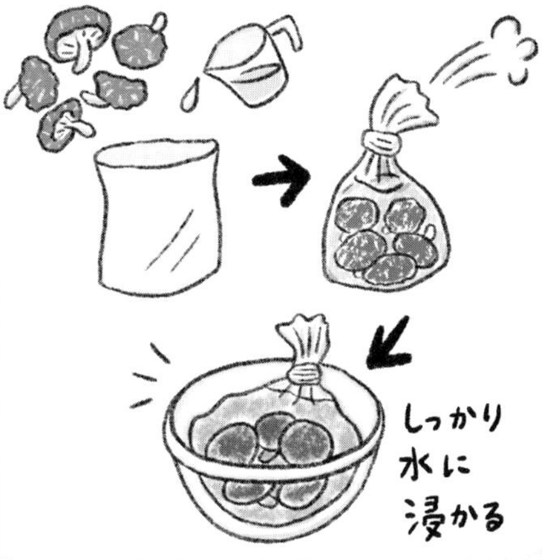

きくらげ

きくらげとセロリの辛子酢みそ和え

作り方▶P.46

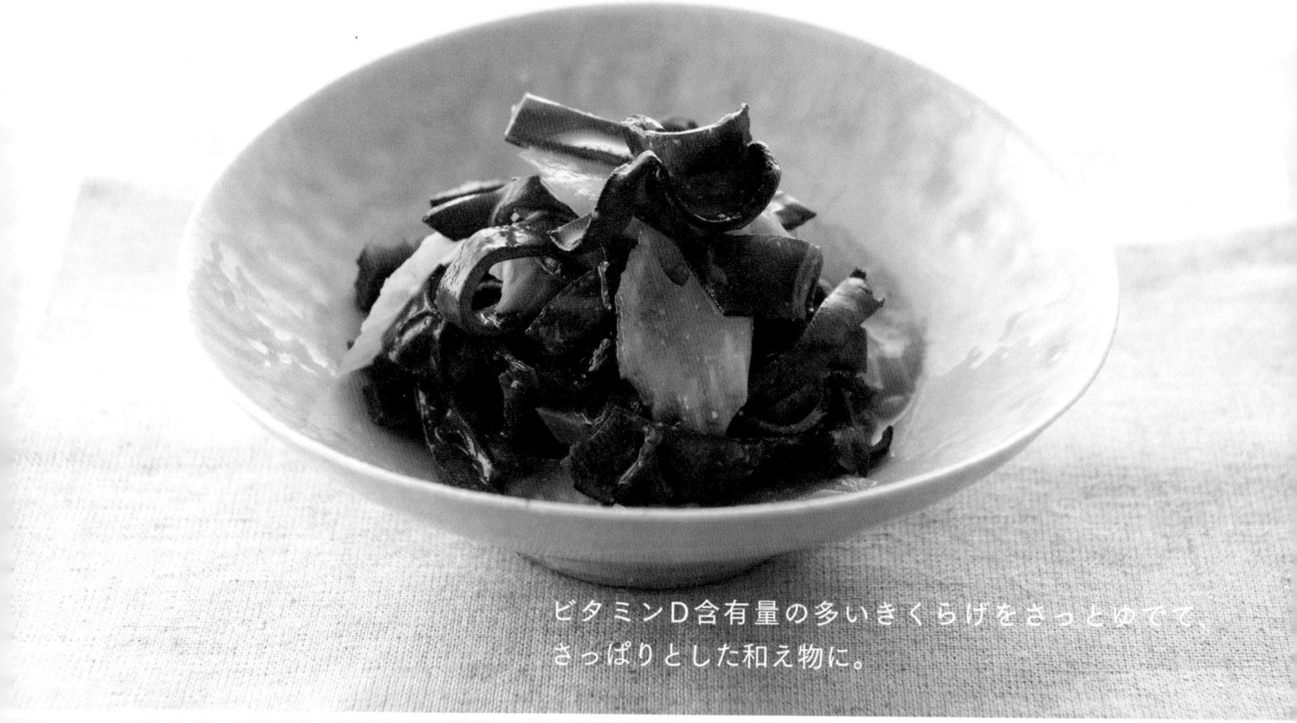

ビタミンD含有量の多いきくらげをさっとゆでて、
さっぱりとした和え物に。

きくらげ

きくらげと青梗菜《チンゲンサイ》、ベビーホタテのザーサイ炒め

作り方▶P.46

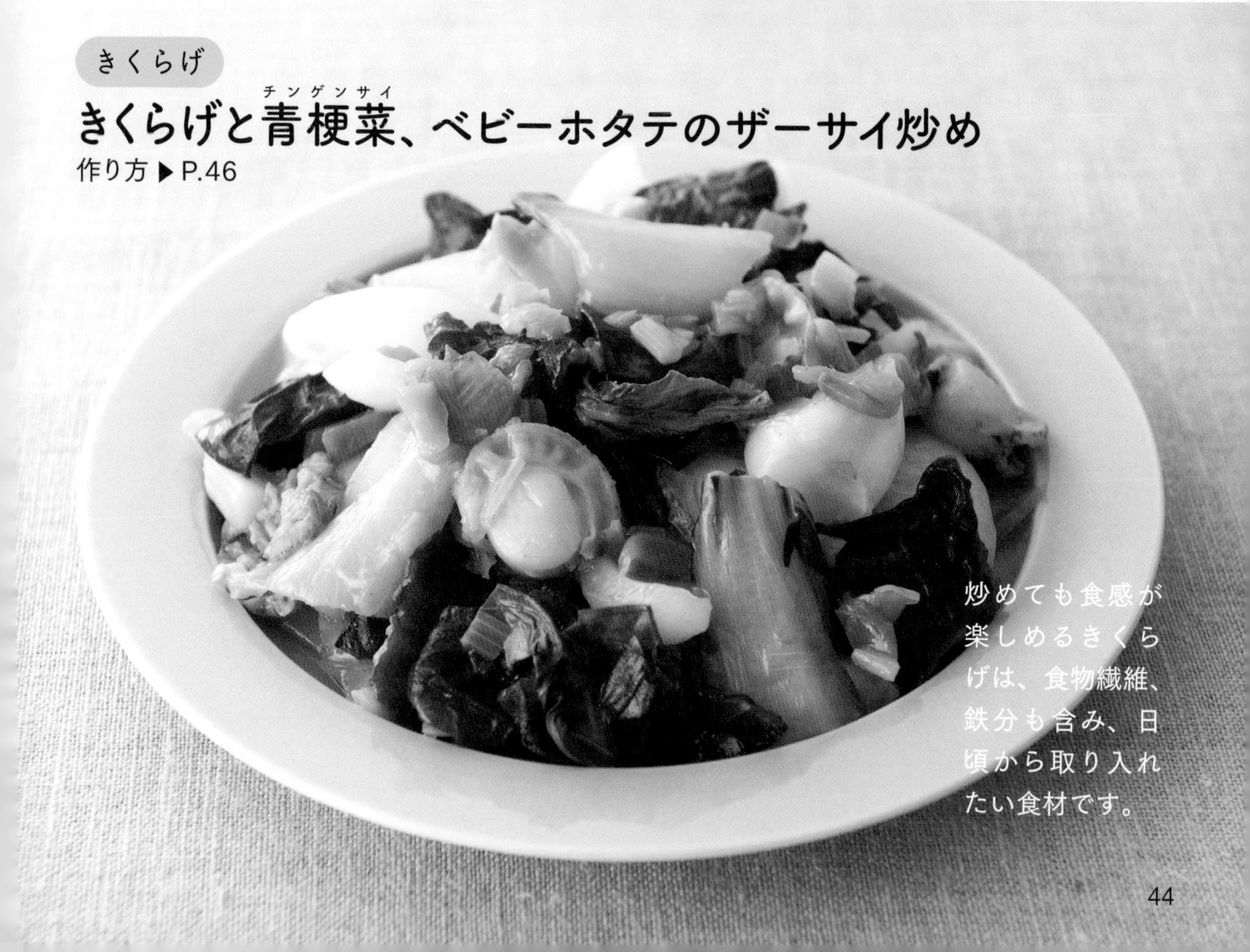

炒めても食感が楽しめるきくらげは、食物繊維、鉄分も含み、日頃から取り入れたい食材です。

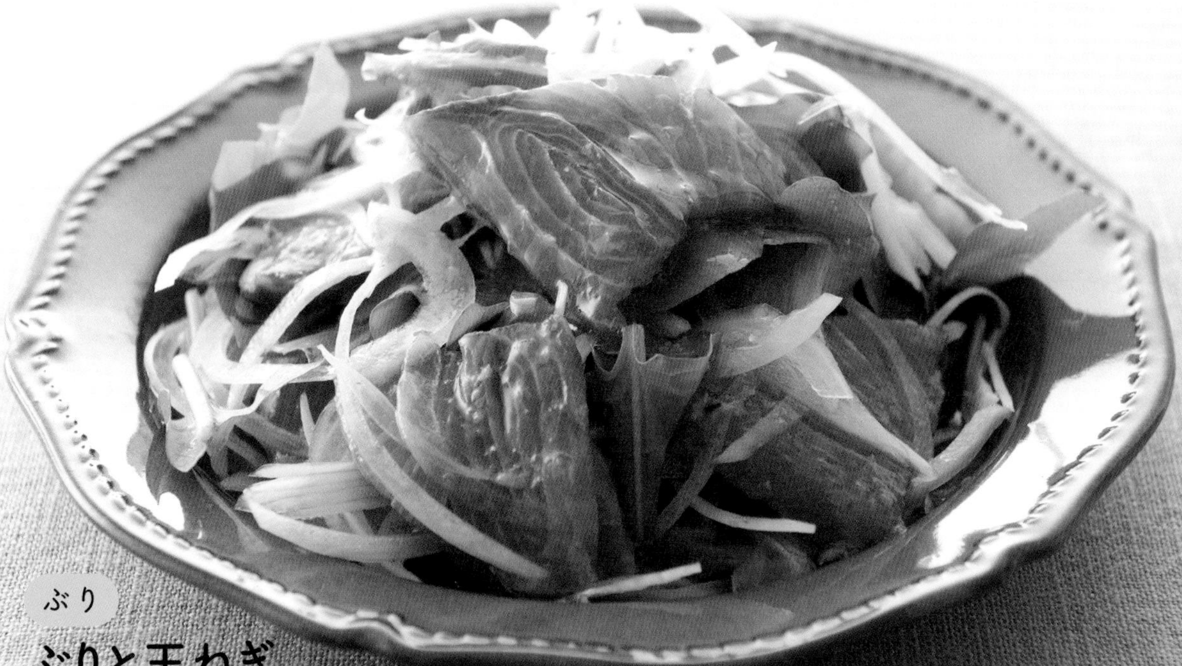

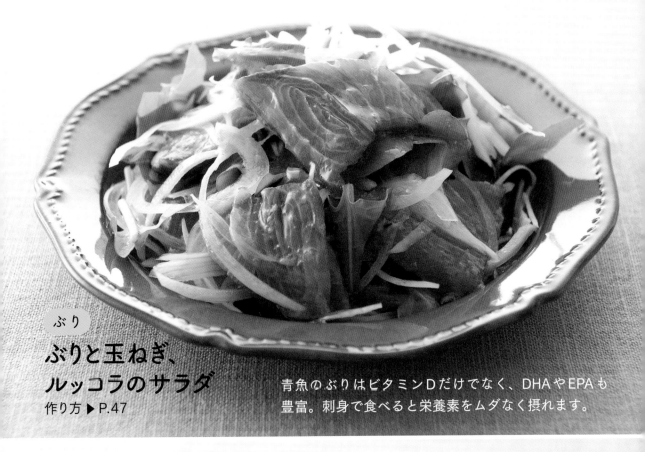

ぶり

ぶりと玉ねぎ、ルッコラのサラダ

作り方 ▶ P.47

青魚のぶりはビタミンDだけでなく、DHAやEPAも豊富。刺身で食べると栄養素をムダなく摂れます。

さば

さばとなすの煮物

作り方 ▶ P.47

さばのうまみが溶け出した煮汁に浸しながらいただきましょう。

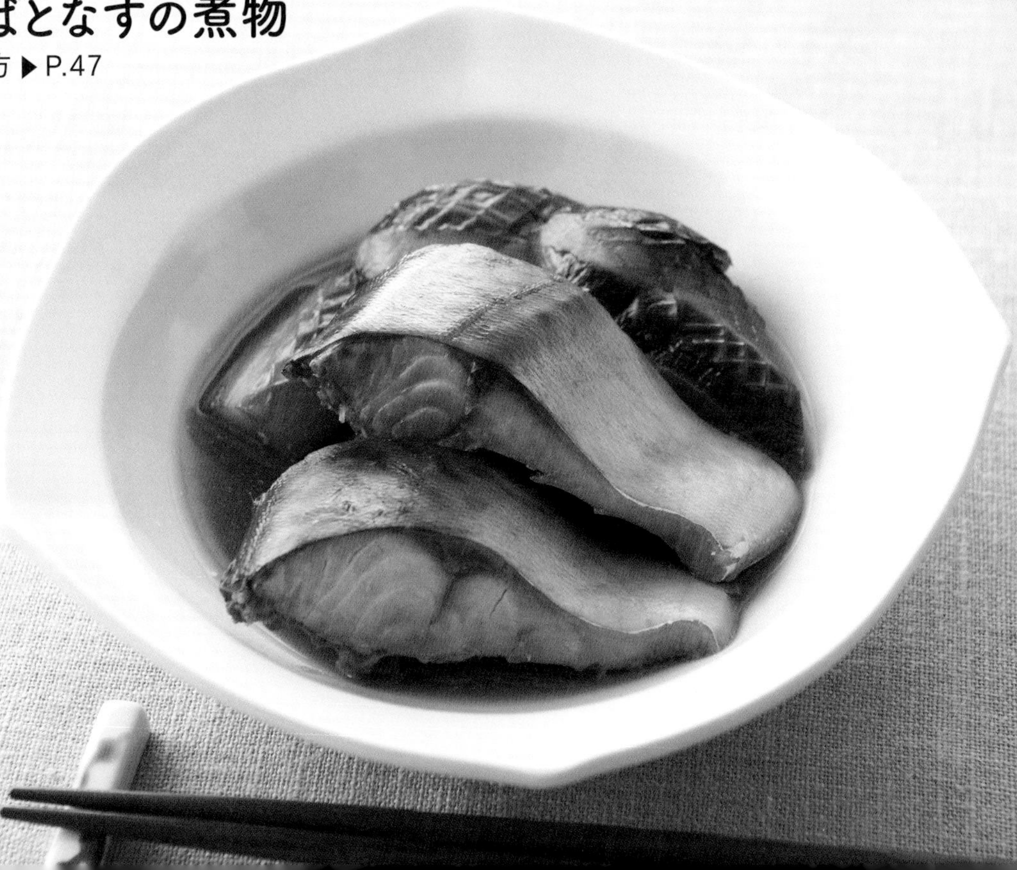

きくらげとセロリの辛子酢みそ和え

1人分		
エネルギー 26kcal	カルシウム 22mg	
ビタミンD 3.3μg	塩分 0.6g	

材料（2人分）

きくらげ（乾）……5g
セロリ……80g
A
- みそ……小さじ1と1/2
- 砂糖……小さじ1
- 酢……小さじ1と1/2
- 練り辛子……少々

作り方

1 きくらげは水で戻し、セロリは斜め薄切りにする。

2 鍋に湯を沸かし、**1**のきくらげをゆでて取り出し、セロリを入れてすぐにざるにあげて冷ます。

3 **2**のきくらげは石づきを取り、細切りにする。

4 **A**の調味料を混ぜ合わせ、セロリ、きくらげと和える。

きくらげと青梗菜、ベビーホタテのザーサイ炒め

1人分		
エネルギー 115kcal	カルシウム 100mg	
ビタミンD 3.3μg	塩分 1.0g	

材料（2人分）

きくらげ（乾）……5g
ベビーホタテ……150g
青梗菜……大1株（160g）
長ねぎ……1/3本
ザーサイ（味付き）……20g
ごま油……大さじ1
A
- 酒……小さじ2
- 塩・こしょう……各少々
- かたくり粉……小さじ1/2
- 水……大さじ2

作り方

1 きくらげは水で戻して石づきを取り、食べやすい大きさにちぎる。青梗菜は1枚ずつはがし、斜め切りにする。長ねぎ、ザーサイは粗みじん切りにする。

2 フライパンを熱してごま油を入れ、**1**の青梗菜の茎の部分を炒める。ベビーホタテ、青梗菜の葉、長ねぎ、ザーサイを加えて炒め、混ぜ合わせた**A**の調味料を回し入れて炒め合わせる。

ぶりと玉ねぎ、ルッコラのサラダ

1人分		
	エネルギー 238kcal	カルシウム 39mg
	ビタミンD 6.4μg	塩分 1.0g

材料（2人分）

ぶり（刺身用）……150g
玉ねぎ……1/2個
ルッコラ……30g
しょうゆ……小さじ1
A
- オリーブ油……小さじ2
- 酢……小さじ2
- わさび……少々
- 塩……小さじ1/5

作り方

1 ぶりは薄く切り、しょうゆを絡めておく。玉ねぎは薄切りにし、水にさっとさらして水けをきる。ルッコラは3㎝長さに切る。

2 器に**1**のぶり、玉ねぎ、ルッコラを盛り合わせ、混ぜ合わせた**A**の調味料を回しかける。

さばとなすの煮物

1人分		
	エネルギー 219kcal	カルシウム 23mg
	ビタミンD 4.1μg	塩分 1.6g

材料（2人分）

さば……2切れ
なす……2本
しょうが……1/2かけ
水……3/4カップ
酒……大さじ2
砂糖……小さじ2
しょうゆ……大さじ1

作り方

1 さばは半分に切り、熱湯をかけて水に取り、水けをきる。なすはヘタを切り、皮を縞目にむき、縦半分に切る。皮目に、5㎜幅の格子状の切れ目を入れ、斜め半分に切り、さっと水に通しておく。しょうがは薄切りにする。

2 フライパンに水、酒、砂糖、しょうゆを入れて混ぜ、煮立てる。**1**のさば、しょうがを入れ、アルミホイルで落としぶたをし、沸騰したら弱火～中火で7～8分煮る。なすをフライパンの空いているところに加え、さらに5分煮る。

いわし

いわしのアクアパッツァ

作り方▶P.50

いわしとあさりのうまみがじゅわ～。
フライパンでササッと作れるのがうれしい一品。

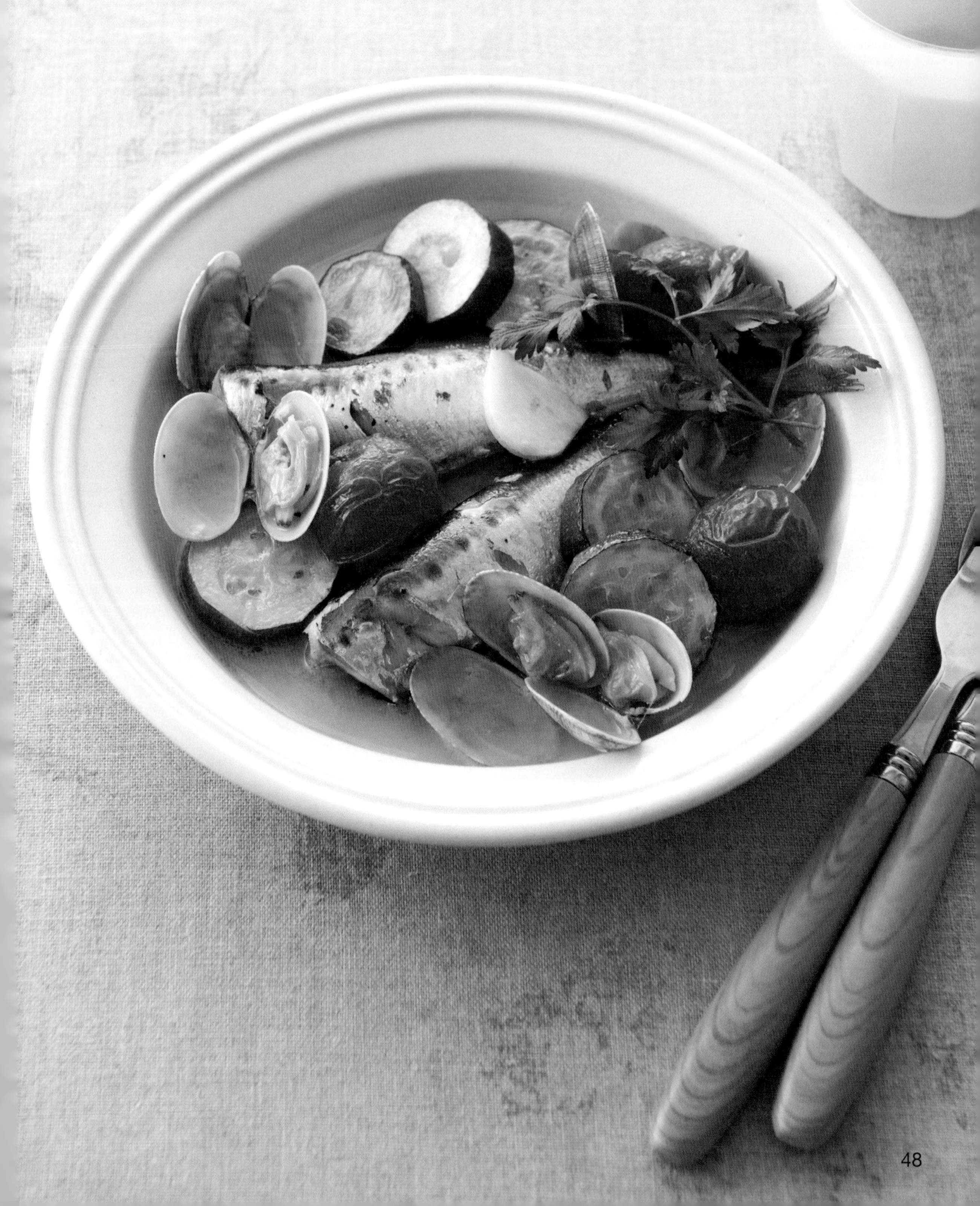

いわし

いわしの梅みりん焼き 作り方▶P.51

ビタミンD、カルシウム、タンパク質もたっぷり！
ごはんがすすむおかずです。

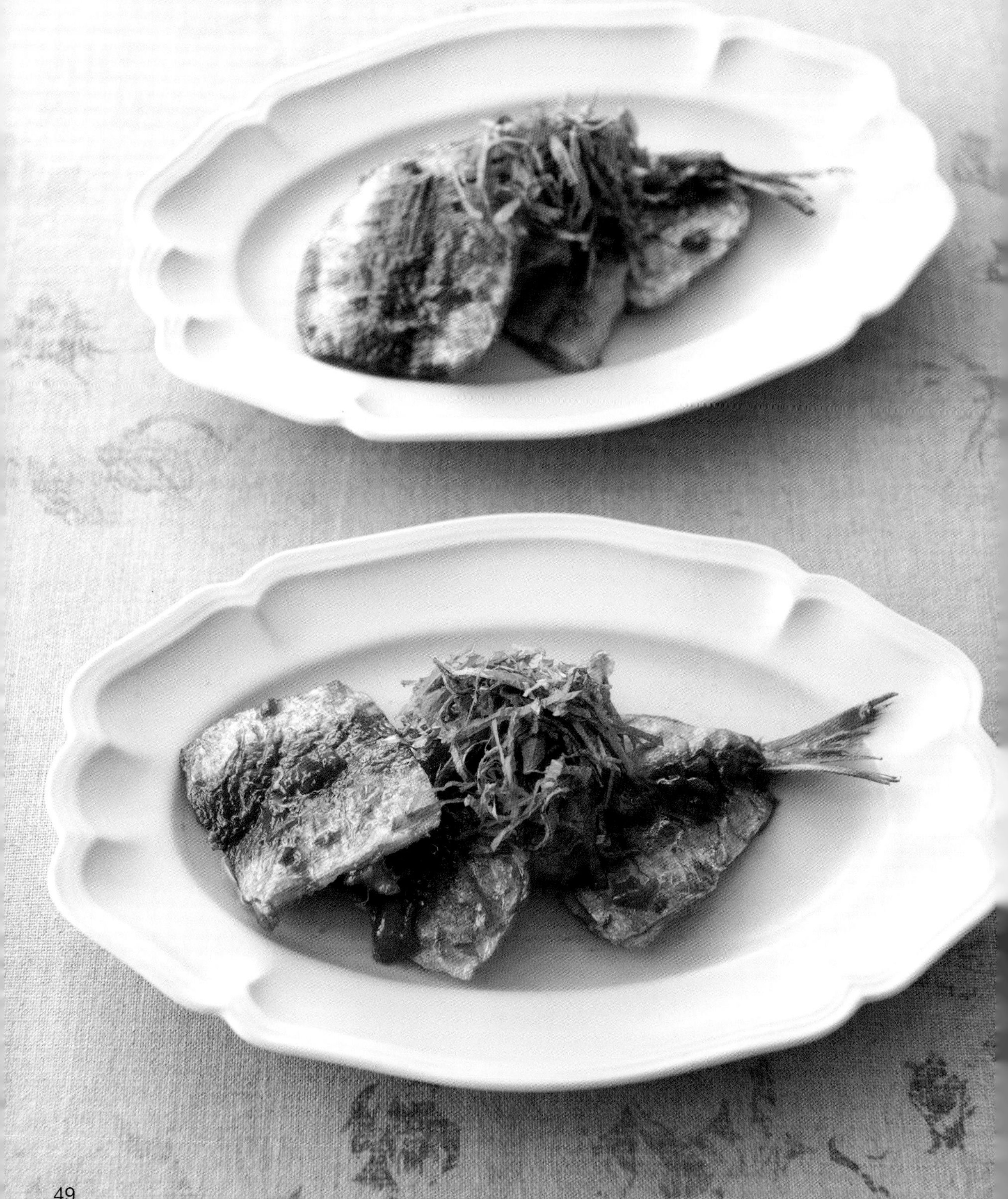

いわしのアクアパッツァ

1人分		
エネルギー 238kcal	カルシウム 107mg
ビタミンD 32.0μg	塩分 1.5g

材料（2人分）

いわし……4尾
あさり（殻付き）……100g
ミニトマト……6個
ズッキーニ……小1本
にんにく……1かけ
オリーブ油……小さじ2
白ワイン……大さじ2
水……1カップ
ローリエ……1枚
塩……小さじ1/4
こしょう……少々
イタリアンパセリ……適量

作り方

1 いわしは頭を切り落とし、内臓を取って洗う。水けを拭き、塩・こしょう各少々（分量外）をふる。あさりは殻をよく洗う。ミニトマトはヘタを取り、ズッキーニは輪切り、にんにくは半分に切る。

2 フライパンにオリーブ油、**1**のにんにくを入れて熱し、ズッキーニを中火で両面焼く。いわし、白ワイン、水、あさり、ローリエ、ミニトマトを加えて煮立てる。ふたをして7〜8分煮て、塩、こしょうで味を調える。最後にちぎったイタリアンパセリを添える。

【夕食の献立例（P.21）】

えのきとにんじんのすまし汁

材料（2人分）

えのきだけ……40g
にんじん……30g
だし汁……1と1/2カップ
しょうゆ……小さじ1/2
塩……少々

作り方

1 えのきだけは長さを半分に切る。にんじんはせん切りにする。

2 だし汁、**1**を鍋に入れてさっと煮て、塩、しょうゆで味を調える。

いわしの梅みりん焼き

1人分		
	エネルギー 221kcal	カルシウム 81mg
	ビタミンD 32.0μg	塩分 1.4g

材料（2人分）

いわし……4尾
梅干し（塩分15%）……1個
しょうが汁……小さじ1/2
小麦粉……適量
オリーブ油……小さじ2
みりん……小さじ2
しょうゆ……小さじ1
青じそ……5枚

作り方

1 いわしは頭を切り落とし、内臓を取って洗い、水けを拭く。手開きにして半身に切り分け、しょうが汁を絡めておく。青じそはせん切りにする。

2 梅干しは種を外してたたき、みりん、しょうゆを混ぜ合わせておく。

3 フライパンを熱してオリーブ油を入れ、小麦粉を全体に薄くまぶした**1**のいわしを入れる。両面をきつね色に焼き、火を通す。**2**を加えて絡める。

4 器に盛り、青じそを添える。

MEMO

梅干し

梅干しに豊富に含まれるクエン酸は、そのままでは体内に吸収されにくいカルシウムの吸収を助ける働きがあるとされます。また、いわしは梅干しと一緒に煮ると、臭みがやわらぎ、骨付きの場合は、骨までやわらかくなります。

鮭

鮭と豆腐の重ね蒸し

作り方▶P.54

レンチンで簡単！ ビタミンDだけでなく、
豆苗《とうみょう》のビタミンKも一緒に摂りましょう。

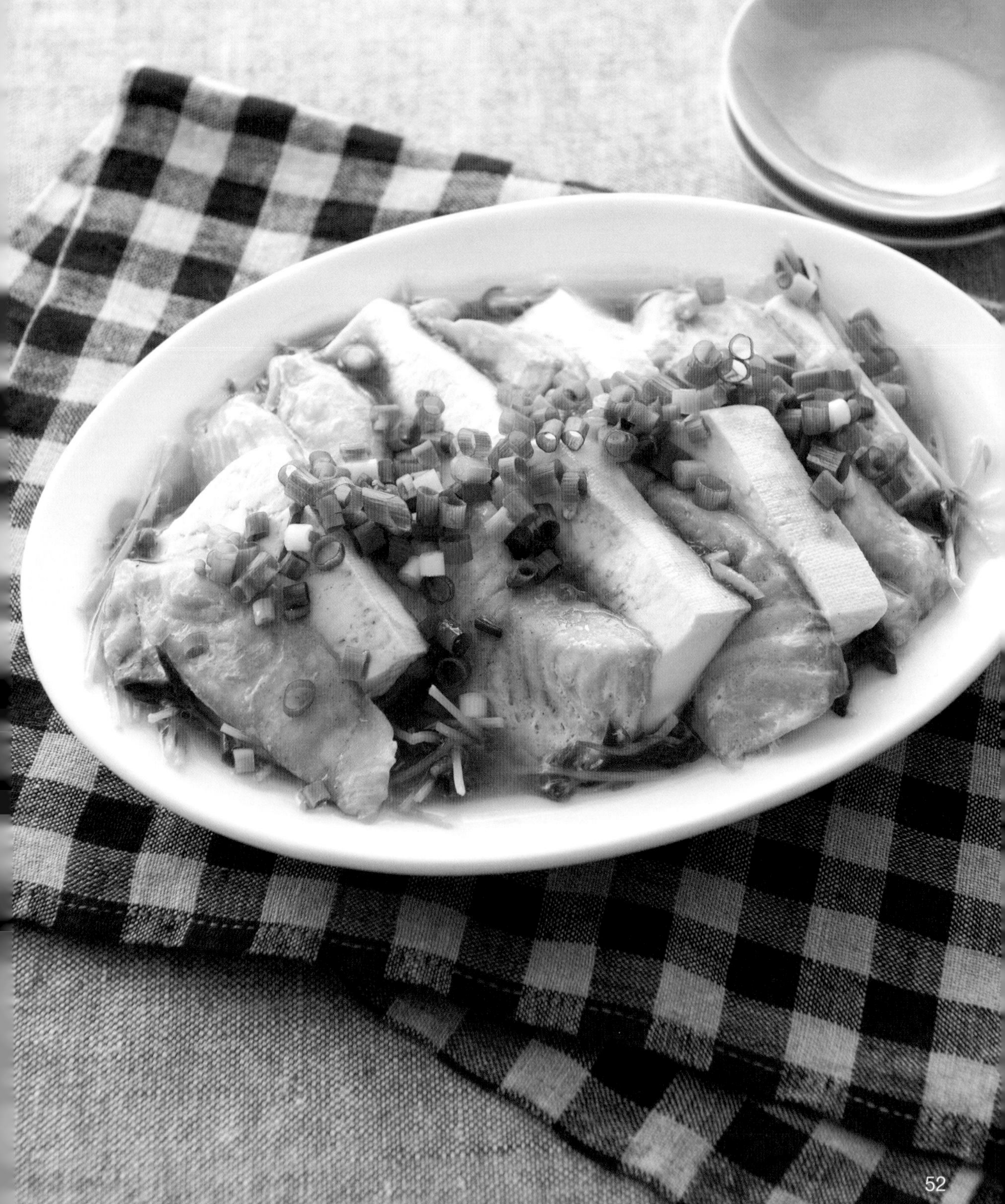

鮭

鮭とまいたけのとろろ包み焼き

作り方▶P.55

鮭とまいたけの香りがふわっと広がる、
栄養素を閉じ込めた包み焼きです。

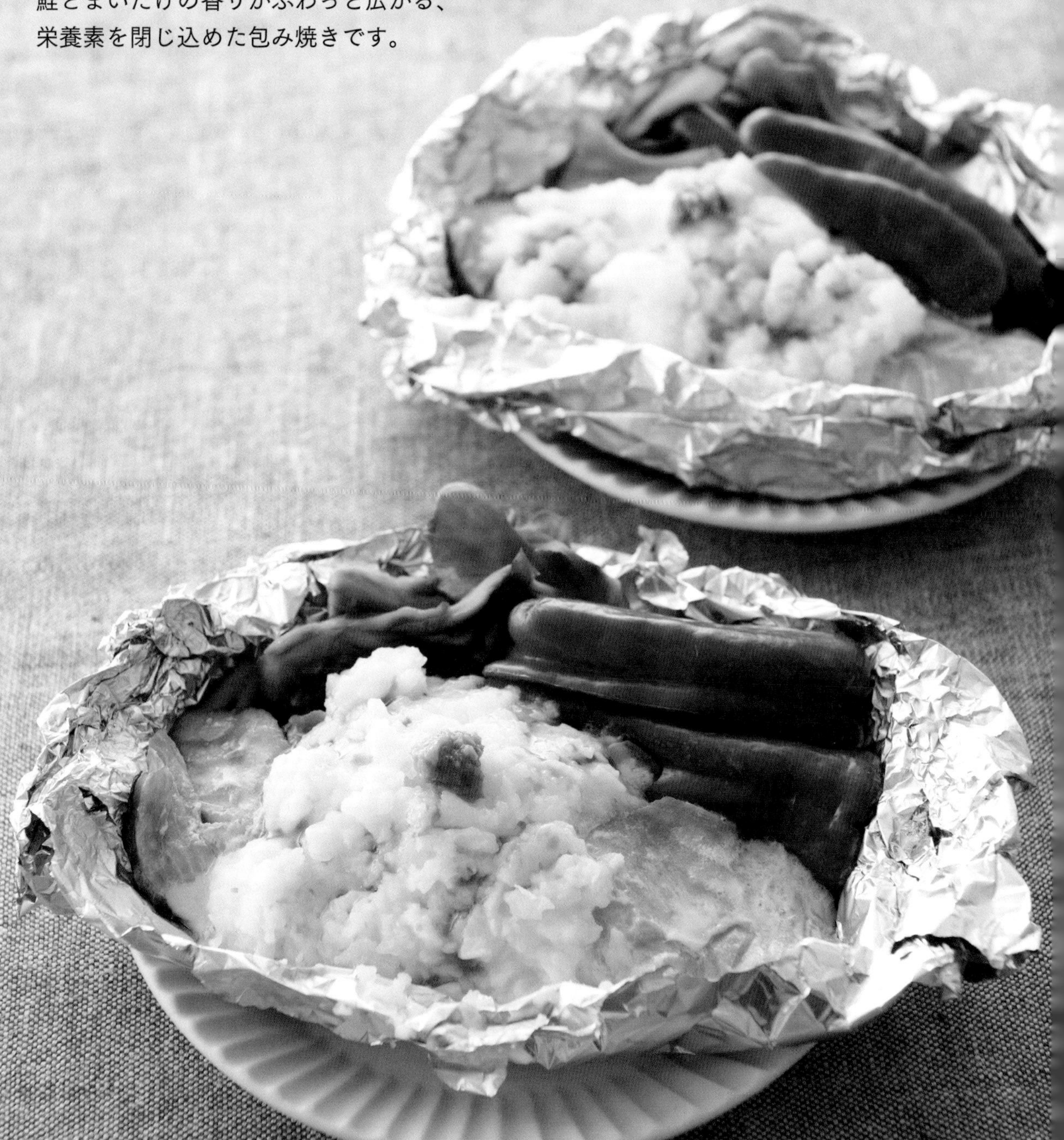

鮭と豆腐の重ね蒸し

1人分		
エネルギー 281kcal	カルシウム 111mg
ビタミンD 13.5μg	塩分 1.5g

材料（2人分）

生鮭……2切れ
木綿豆腐……200g
豆苗……1/2パック（70g）
塩・こしょう……各少々
酒……小さじ1
A
しょうゆ……小さじ2
オイスターソース…小さじ1/2
酢……小さじ1
ごま油……小さじ1
にんにく（すりおろし）……少々
万能ねぎ……4本

作り方

1 鮭は皮を取ってそぎ切りにし、塩、こしょう、酒をふる。豆腐はペーパータオルで包み、水けをきり、半分に切ってさらに1cm幅に切る。豆苗は根元を切り、3cm長さに切る。

2 耐熱皿に**1**の豆苗を敷き、豆腐と鮭を交互に並べ入れ、ラップをふんわりかけて電子レンジで4分40秒加熱する。

3 混ぜ合わせた**A**の調味料を**2**に回しかけ、小口切りにした万能ねぎを散らす。

MEMO

鮭

鮭にはタンパク質だけでなく、ビタミンD、ビタミンB群も多く含まれています。鮭のピンク色はアスタキサンチンという成分の色で、抗酸化作用があります。ビタミンDやビタミンB群、アスタキサンチンは、油と一緒に摂ると効率よく吸収できます。

鮭とまいたけのとろろ包み焼き

1人分				
	エネルギー	243kcal	カルシウム	25mg
	ビタミンD	17.0μg	塩分	1.0g

材料（2人分）

生鮭……2切れ
まいたけ……80g
ピーマン……2個
長芋……100g
しょうゆ・酒……各小さじ1
ポン酢……小さじ2
わさび……少々

作り方

1 鮭はしょうゆ・酒を絡めておく。まいたけは小房に分け、ピーマンは種とヘタを除いて縦に1cm幅に切る。長芋は皮をむき、ざく切りにして袋に入れ、細かくたたいてとろろ状にする。

2 アルミホイル約25㎝四方を2枚用意し、**1**の鮭、まいたけ、ピーマンを真ん中におき、とろろを半量ずつかけて包む。オーブントースターで20分焼く。

3 ポン酢をかけ、わさびを添える。

MEMO

まいたけ

まいたけはきのこの中でもビタミンD含有量がトップクラス。カルシウムはビタミンDと一緒に摂ると吸収が促されます。そのほかに、便のかさを増やす働きがあるとされる不溶性食物繊維も豊富で、整腸作用の効果も期待できます。

骨育レシピ ビタミンK

骨を作る働きを促すビタミンKは、納豆や緑黄色野菜、卵に多く含まれます。バランスよく食べていきましょう。

青菜

春菊チャーハン

作り方▶P.58

春菊の香りが食欲をそそるチャーハンです。
ビタミンKの多い春菊、タンパク質の多いえびと卵もプラスして
骨を育てるレシピにパワーアップ。

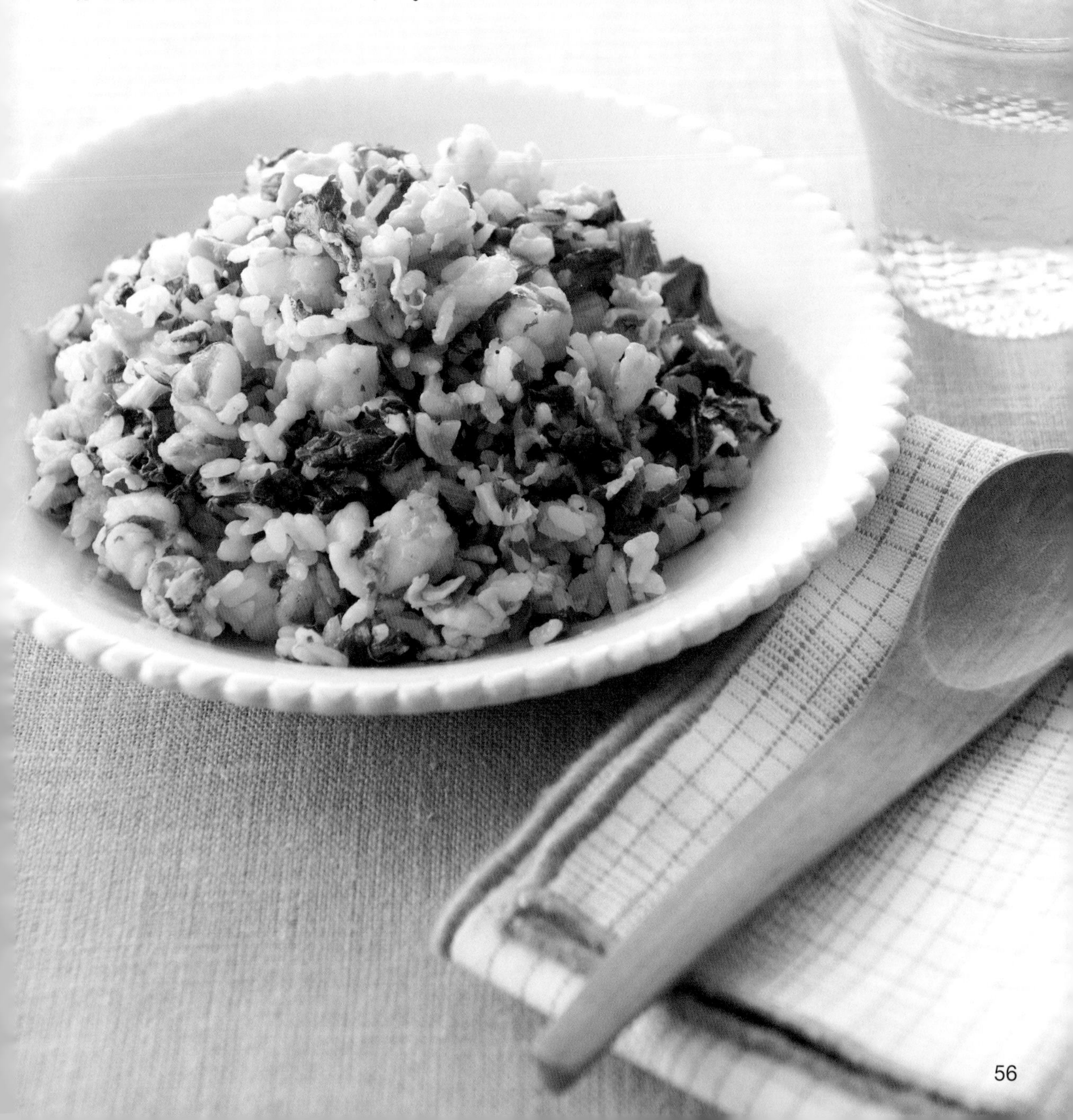

青菜

ほうれん草と牛肉のチャプチェ

作り方▶P.59

チャプチェは韓国風の春雨炒め。
牛肉のうまみを春雨に染み込ませるのがコツです。
ほうれん草、にんじんで彩りよく。

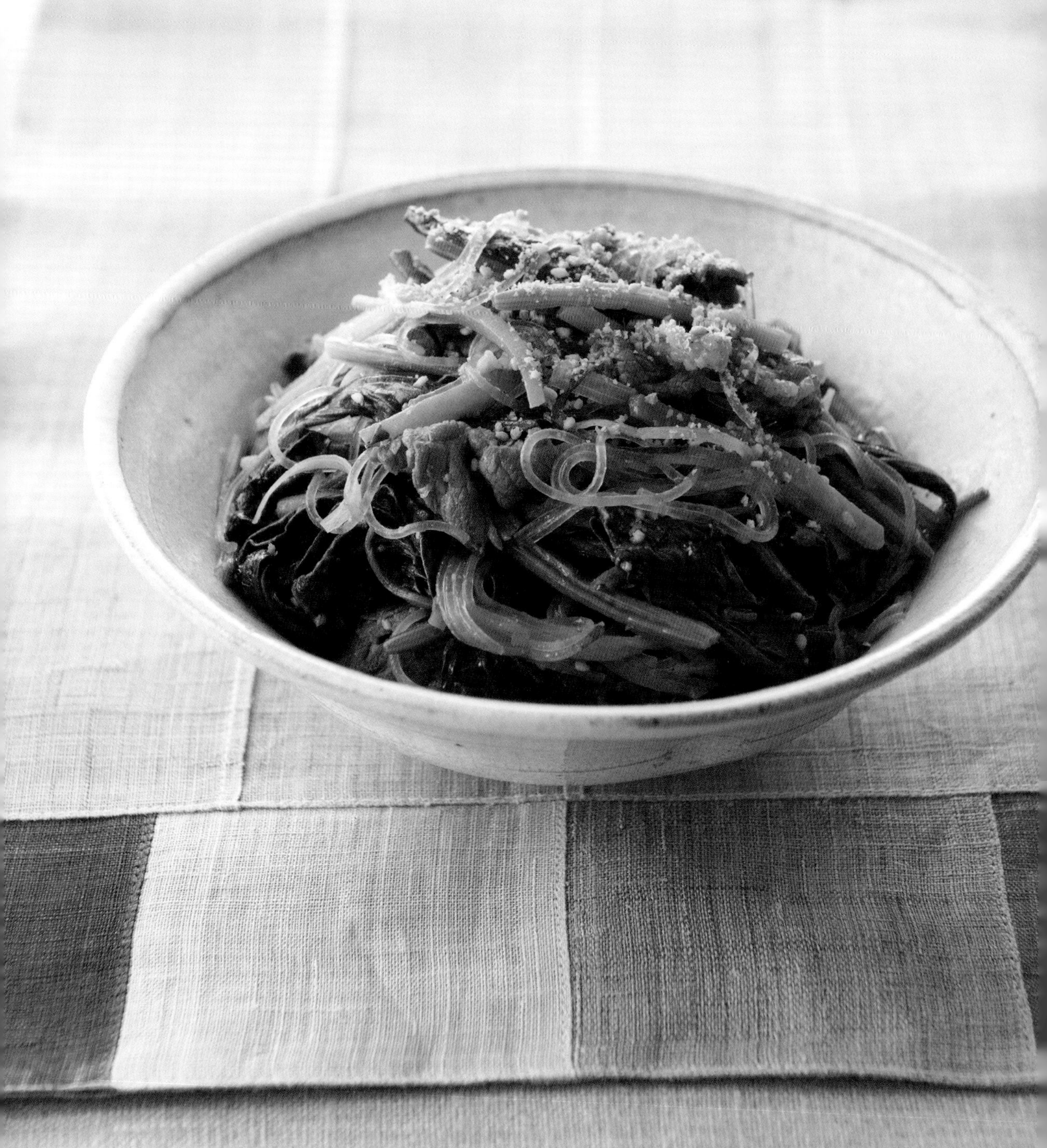

春菊チャーハン

1人分		
	エネルギー 418kcal	カルシウム 115mg
	ビタミンK 117μg	塩分 1.7g

材料（2人分）

ごはん（温かいもの）……300g
えび（背ワタを取り殻をむく）……100g
春菊……80g
長ねぎ……1/3本
卵……2個
サラダ油……大さじ1
酒……小さじ2
塩……小さじ1/3
こしょう……少々
しょうゆ……小さじ1

作り方

1 えびは細かく切り、春菊は刻む。長ねぎはみじん切りにし、卵はほぐしておく。

2 フライパンを熱してサラダ油小さじ1を入れ、**1**のえびを炒めて取り出す。残りのサラダ油を足して熱し、卵を入れてさっと混ぜ、卵の上にごはんを入れて炒め合わせる。長ねぎ、酒、塩、こしょう、しょうゆを入れて炒め、春菊、炒めたえびを加え、さらに炒め合わせる。

MEMO

春菊

春菊はビタミンKが豊富なだけでなく、鉄、カリウム、カルシウムなどのミネラル類も含みます。また、ビタミンCを含む食材や、タンパク質を含む肉・魚介類を一緒に摂ることで、鉄の吸収率が高まります。

ほうれん草と牛肉のチャプチェ

1人分		
	エネルギー 278kcal	カルシウム 69mg
	ビタミンK 215μg	塩分 1.4g

材料 （2人分）

牛切り落とし肉……100g
ほうれん草……150g
にんじん……30g
長ねぎ……4cm
春雨……30g
A しょうゆ……小さじ2
A 砂糖……小さじ1
A にんにく（すりおろし）……少々
A ごま油……小さじ1
ごま油……小さじ2
塩……小さじ1/5
こしょう……少々
すりごま……小さじ1

作り方

1 牛肉は食べやすい大きさに切り、**A**の調味料を混ぜ合わせる。ほうれん草は3cm長さに切り、にんじんはせん切り、長ねぎは縦半分に切って斜め薄切りにする。春雨は熱湯で戻し、食べやすく切る。

2 フライパンを熱してごま油を入れ、**1**のにんじんを炒め、ほうれん草を加えて炒めて取り出す。同じフライパンに牛肉を入れてほぐしながら炒め、春雨、長ねぎを加えてさらに炒め、にんじん、ほうれん草を戻し、塩、こしょう、すりごまをふり、味を調える。

3 器に盛り、すりごま少々（分量外）をふる。

MEMO

いりごまを「ちょい足し」で栄養価アップ

ここではすりごまを最後の仕上げに「ちょい足し」し、カルシウムをプラス。風味がよく、どんな料理にも合うので、栄養価だけでなくおいしさもアップします。そのほかのおすすめ「ちょい足し食材」は、しらす干し、桜えび、あおさのり、青のり、ピザ用チーズ、粉チーズなど。いろいろな食材をサラダや和え物、炒め物、汁物などにコツコツとプラスして骨を育てていくことが大切です。ただし、塩分も含むので味付けを控えめにするなど気をつけるようにしましょう。

青菜

モロヘイヤと玉ねぎのポン酢和え 作り方▶P.62

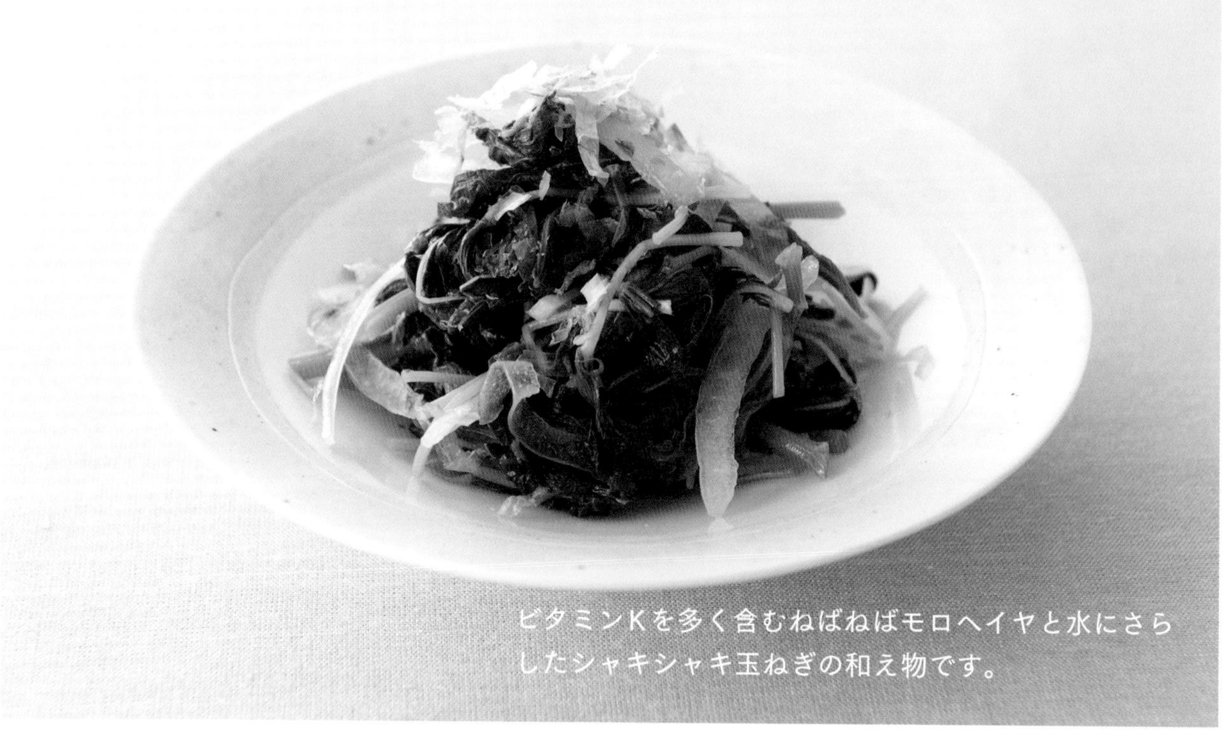

ビタミンKを多く含むねばねばモロヘイヤと水にさらしたシャキシャキ玉ねぎの和え物です。

青菜

モロヘイヤとミニトマトのみそ汁

作り方▶P.62

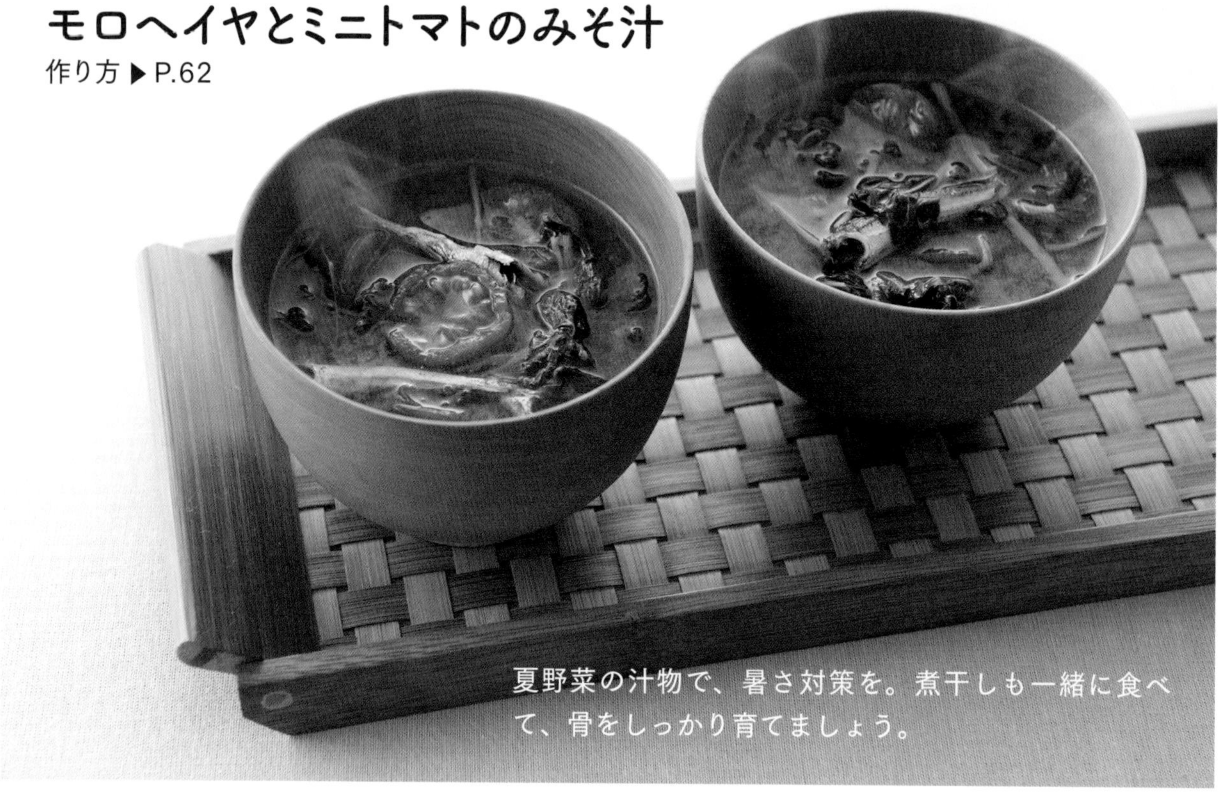

夏野菜の汁物で、暑さ対策を。煮干しも一緒に食べて、骨をしっかり育てましょう。

青菜

豆苗《とうみょう》としめじの卵炒め　作り方▶P.63

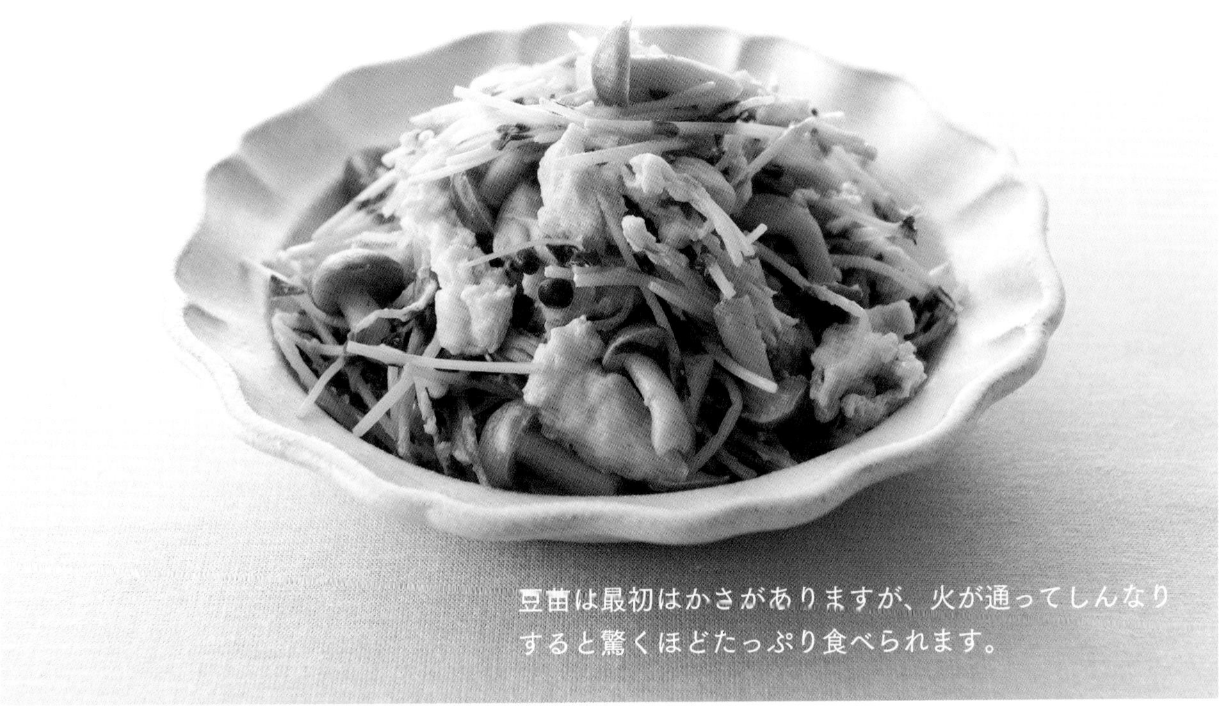

豆苗は最初はかさがありますが、火が通ってしんなりすると驚くほどたっぷり食べられます。

青菜

菜の花の梅しょうが和え

作り方▶P.63

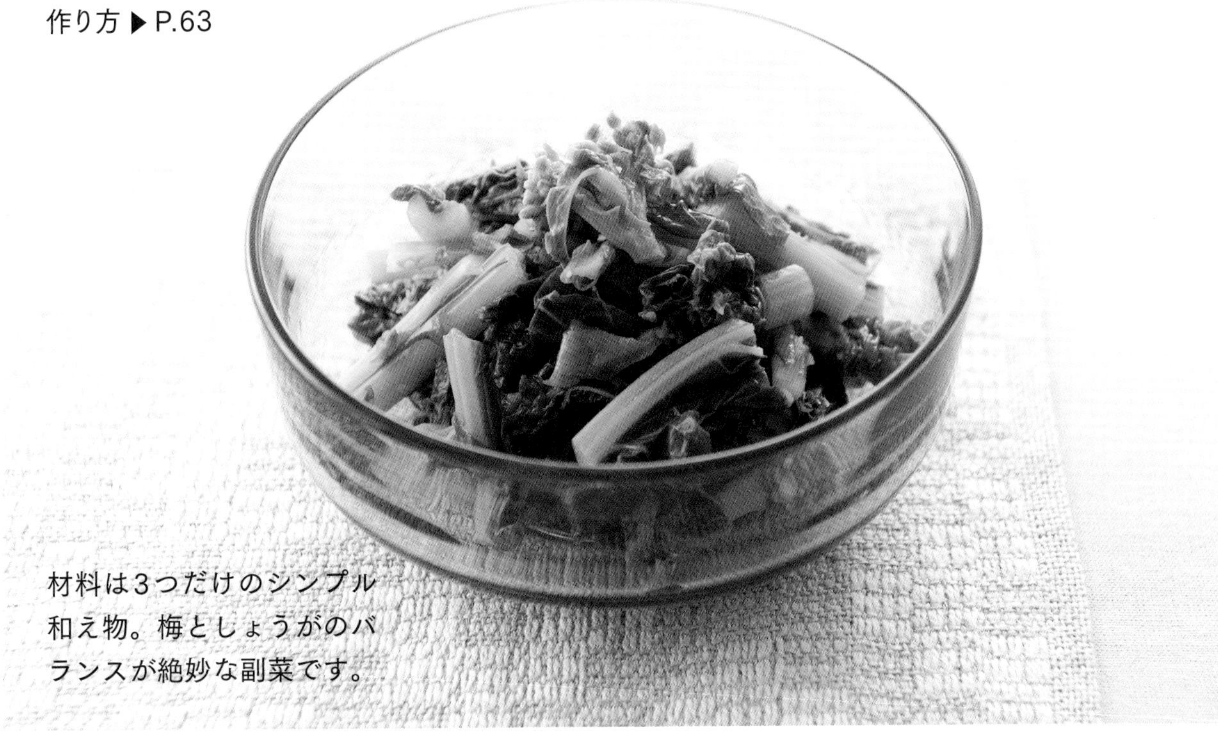

材料は3つだけのシンプル和え物。梅としょうがのバランスが絶妙な副菜です。

モロヘイヤと玉ねぎのポン酢和え

1人分				
	エネルギー	48kcal	カルシウム	135mg
	ビタミンK	320μg	塩分	0.6g

材料（2人分）

モロヘイヤ……100g
玉ねぎ……40g
ごま油……小さじ1
ポン酢……小さじ2強
削り節……少々

作り方

1 モロヘイヤは硬い茎を除き、ゆでて3cm長さに切る。玉ねぎは薄切りにし、水にさっとさらして水けをきる。

2 **1**とごま油、ポン酢を混ぜ合わせ、器に盛り、削り節をのせる。

モロヘイヤとミニトマトのみそ汁

1人分				
	エネルギー	56kcal	カルシウム	119mg
	ビタミンK	132μg	塩分	1.1g

材料（2人分）

煮干し（頭とはらわたを取ったもの）……5g
モロヘイヤ……40g
ミニトマト……4個
水……1と3/4カップ
オリーブ油……小さじ1
みそ……大さじ1弱

作り方

1 煮干しは水に浸し、一晩冷蔵庫に入れる。

2 モロヘイヤは硬い茎を除いてざく切り、ミニトマトはヘタを取って半分に切る。

3 鍋にオリーブ油を熱し、**2**のモロヘイヤを炒め、**1**を入れて煮立てる。みそを溶き入れ、ミニトマトを加えてひと煮立ちさせる。

豆苗としめじの卵炒め

1人分				
	エネルギー	140kcal	カルシウム	29mg
	ビタミンK	160μg	塩分	0.7g

材料（2人分）

卵……2個
豆苗……1パック（140g）
しめじ……1パック（100g）
砂糖……小さじ1/2
サラダ油……小さじ2
塩……小さじ1/5
こしょう……少々

作り方

1 卵は溶きほぐして砂糖を混ぜ合わせる。豆苗は根元を切り、3㎝長さに切る。しめじは石づきを切り、ほぐしておく。

2 フライパンを熱し、サラダ油を入れ、**1**のしめじを炒める。しんなりしたら、豆苗を加え、さっと炒めて塩、こしょうをふり、端に寄せる。空いているところに卵を流し入れ、半熟状の炒り卵を作り、炒め合わせる。

菜の花の梅しょうが和え

1人分				
	エネルギー	28kcal	カルシウム	122mg
	ビタミンK	188μg	塩分	0.6g

材料（2人分）

菜の花……150g
梅干し（塩分15％）……1個
しょうが……1/2かけ

作り方

1 菜の花はゆでて3㎝長さに切る。梅干しは種を外してたたく。

2 **1**の菜の花、梅干しとすりおろしたしょうがと混ぜ合わせる。

納豆・おかひじき

納豆とおかひじきのかき揚げ

作り方▶P.66

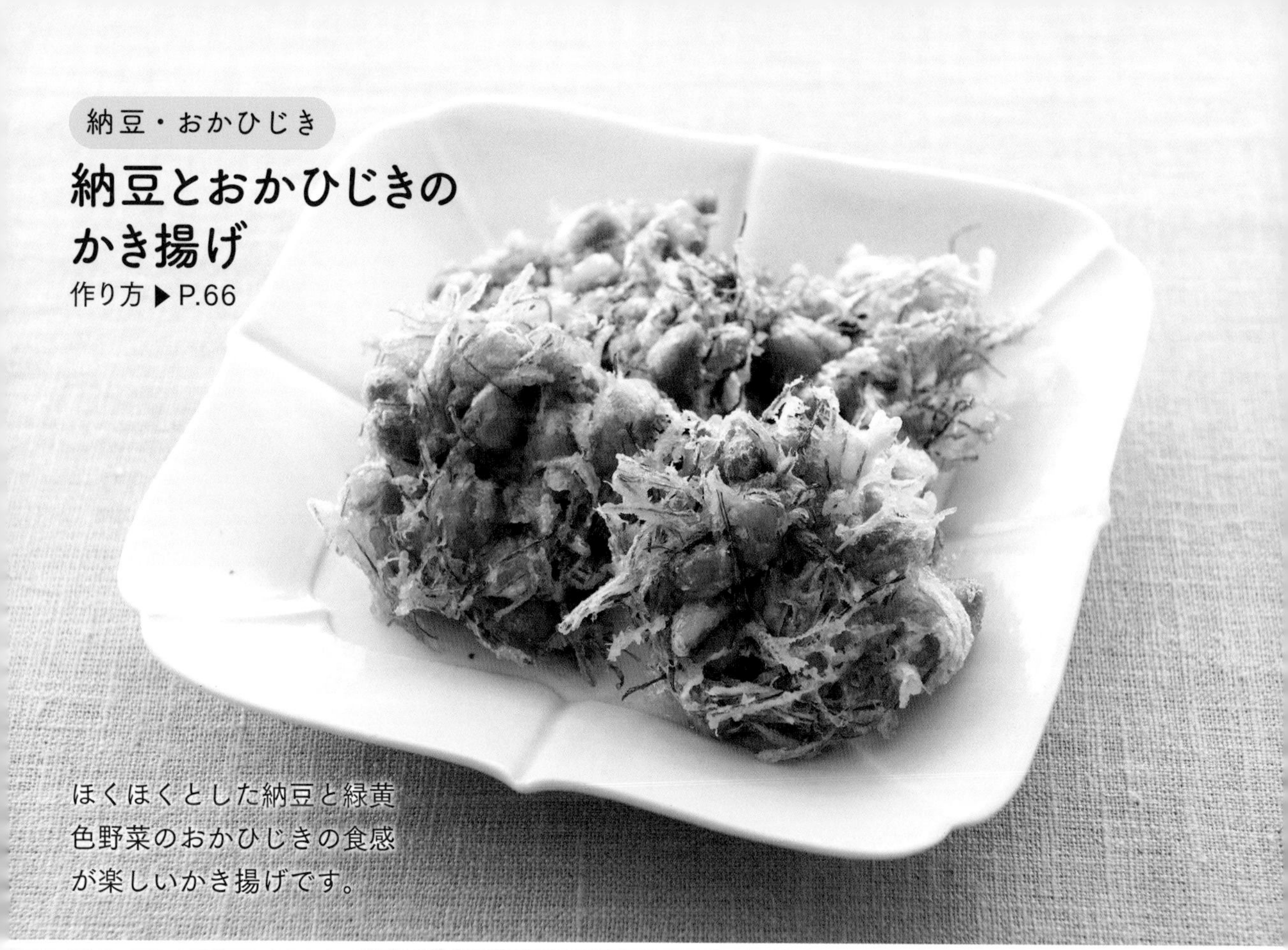

ほくほくとした納豆と緑黄色野菜のおかひじきの食感が楽しいかき揚げです。

青菜

青梗菜《チンゲンサイ》とたこの豆板醤《トウバンジャン》炒め

作り方▶P.66

豆板醤の深みのある辛さがアクセント。淡泊な食材の味を引き立てます。

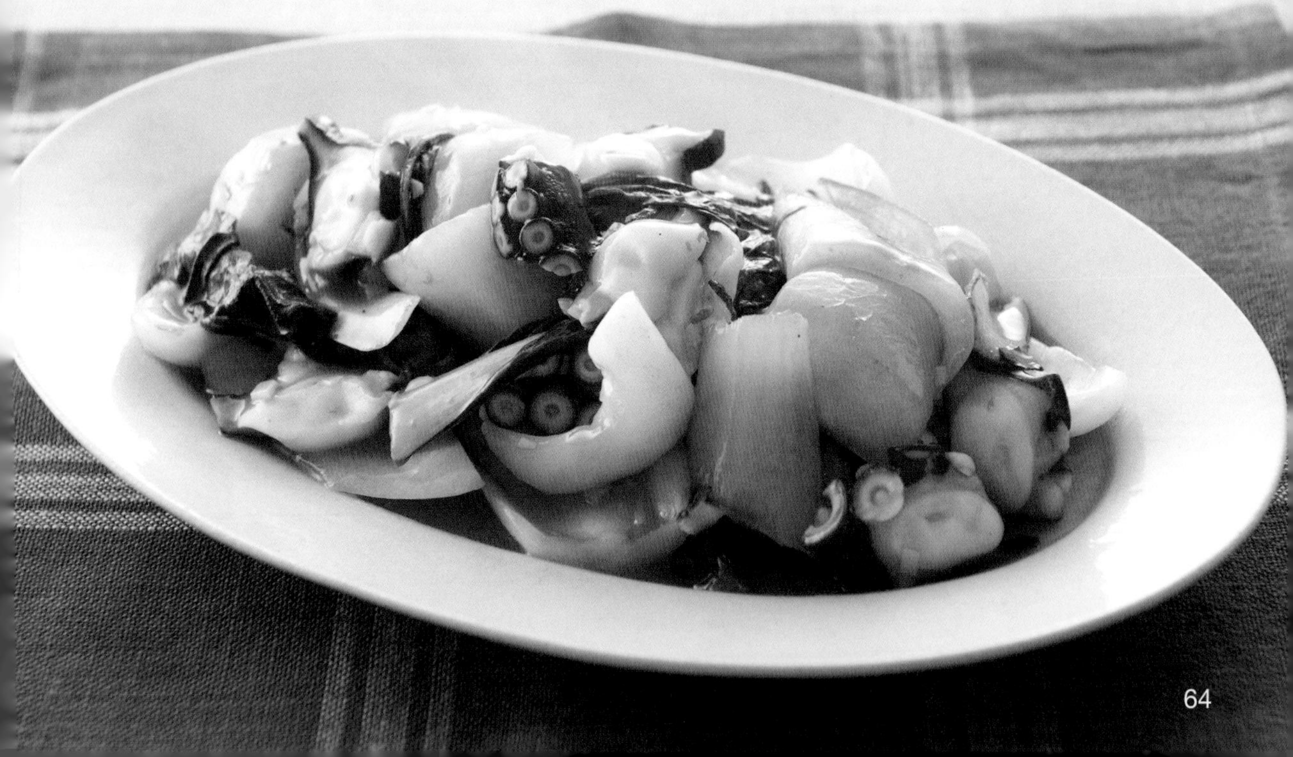

郵便はがき

料金受取人払郵便

京都中央局
承認

6647

差出有効期間
2026年2月14日
まで

(切手は不要です)

601-8790

205

京都市南区西九条
北ノ内町十一

PHP研究所
暮らしデザイン普及部
お客様アンケート係 行

1060

ご住所 □□□-□□□□	
TEL :	
お名前	ご年齢　　歳
メールアドレス	@

今後、PHPから各種ご案内やアンケートのお願いをお送りしてもよろしいでしょうか？ □NO
チェック無しの方はご了解頂いたと判断させて頂きます。あしからずご了承ください。

<個人情報の取り扱いについて>
ご記入頂いたアンケートは、商品の企画や各種ご案内に利用し、その目的以外の利用はいたしません。なお、頂いたご意見はパンフレット等に無記名にて掲載させて頂く場合もあります。この件のお問い合わせにつきましては下記までご連絡ください。(PHP 研究所　暮らしデザイン普及部　TEL.075-681-8554　FAX.050-3606-4468

PHPアンケートカード

PHP の商品をお求めいただきありがとうございます。
あなたの感想をぜひお聞かせください。

お買い上げいただいた本の題名は何ですか。

どこで購入されましたか。

ご購入された理由を教えてください。（複数回答可）

1　テーマ·内容　2　題名　3　作者　4　おすすめされた　5　表紙のデザイン
6　その他（　　　　　　　　　　　　　　　　　　　　）

ご購入いただいていかがでしたか。

1　とてもよかった　2　よかった　3　ふつう　4　よくなかった　5　残念だった

ご感想などをご自由にお書きください。

あなたが今、欲しいと思う本のテーマや題名を教えてください。

ブロッコリー

ブロッコリーとミックスリーフのシーザーサラダ

作り方▶P.67

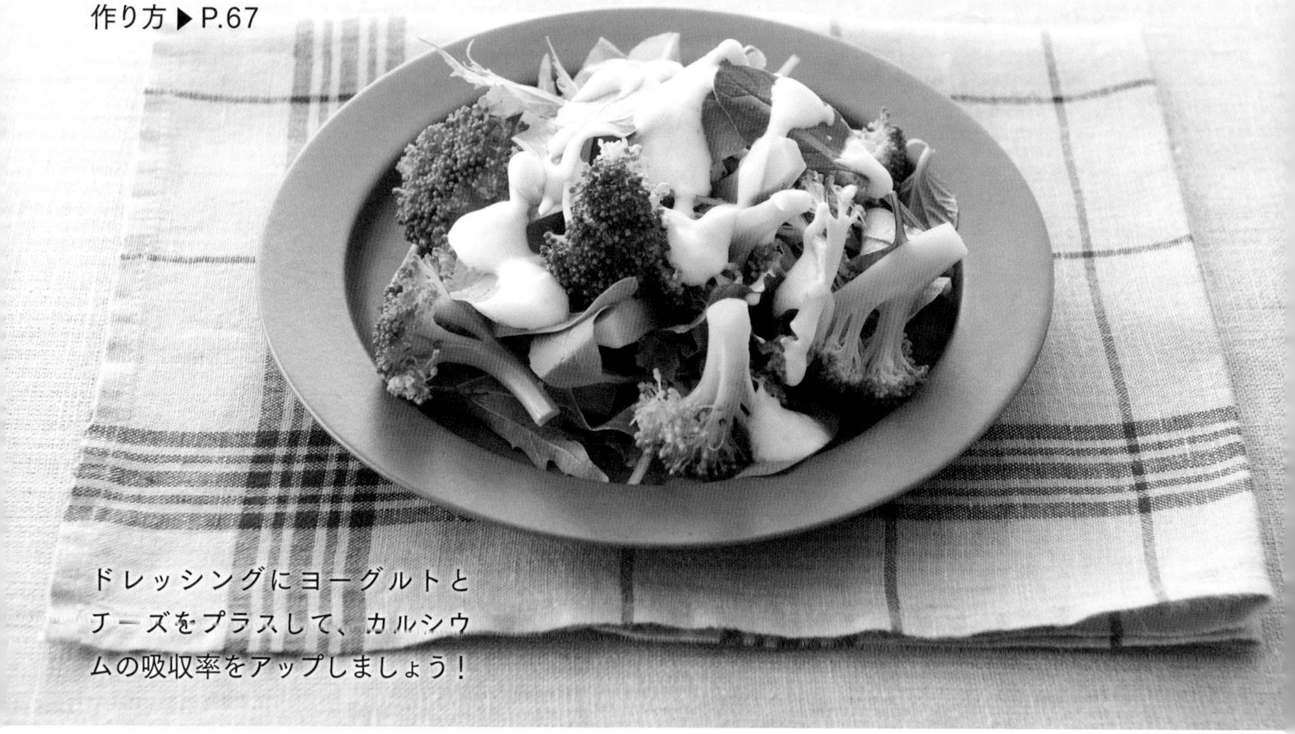

ドレッシングにヨーグルトとチーズをプラスして、カルシウムの吸収率をアップしましょう！

ブロッコリー

ブロッコリーとあさりの煮浸し

作り方▶P.67

ブロッコリーにあさりのうまみが染み込みます。缶詰も上手に利用して栄養価をプラス。

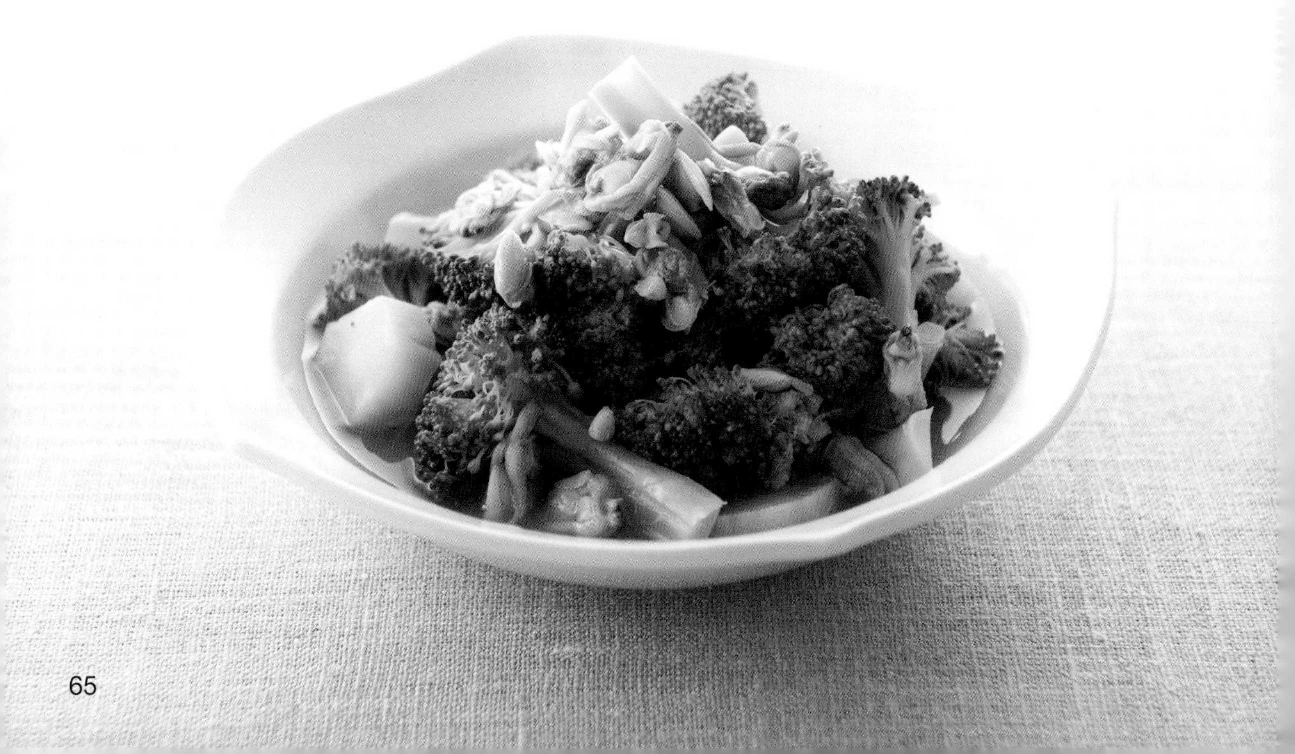

納豆とおかひじきのかき揚げ

1人分				
	エネルギー	273kcal	カルシウム	78mg
	ビタミンK	454μg	塩分	0.5g

材料（2人分）

納豆……2パック（80g）
おかひじき……50g
しょうゆ……小さじ1と1/2
小麦粉……大さじ3
水……大さじ3
揚げ油……適量

作り方

1 納豆はしょうゆを混ぜ合わせ、おかひじきは2〜3cm長さに切る。

2 フライパンに揚げ油を1.5cmほどの高さに入れ、170度に熱する。

3 小麦粉、水を混ぜ合わせ、**1**を入れてさっくり混ぜる。食べやすい大きさに分け、箸で形を平らに広げて両面を揚げる。

4 器に盛り、塩少々（分量外）を添える。

青梗菜とたこの豆板醤炒め

1人分				
	エネルギー	115kcal	カルシウム	90mg
	ビタミンK	68μg	塩分	1.2g

材料（2人分）

青梗菜……大1株（160g）
ゆでたこ……100g
にんにく……1/4かけ
豆板醤……小さじ1/3
ごま油……大さじ1
A
- 塩……小さじ1/4
- 酒……小さじ2
- かたくり粉……小さじ1/4
- 水……小さじ1

作り方

1 青梗菜は1枚ずつはがして斜め切りにする。たこはひと口大に切り、にんにくはみじん切りにする。

2 フライパンを熱し、ごま油を入れ、**1**の青梗菜の茎の部分を炒め、にんにく、青梗菜の葉、豆板醤を加えてさらに炒める。たこ、混ぜ合わせた**A**の調味料を加え、炒め合わせる。

ブロッコリーとミックスリーフのシーザーサラダ

1人分				
	エネルギー	61kcal	カルシウム	77mg
	ビタミンK	183µg	塩分	0.4g

材料（2人分）

ブロッコリー……150g
ミックスリーフ……30g
A
- プレーンヨーグルト……大さじ2
- オリーブ油……小さじ1
- パルメザンチーズ……小さじ1
- にんにく（すりおろし）……少々
- 塩・こしょう……各少々

作り方

1 ブロッコリーは小房に分けてゆで、食べやすく切り、ミックスリーフとともに器に盛り合わせる。

2 **A**の調味料を混ぜ合わせ、**1**にかける。

ブロッコリーとあさりの煮浸し

1人分				
	エネルギー	104kcal	カルシウム	112mg
	ビタミンK	160µg	塩分	0.9g

材料（2人分）

ブロッコリー……150g
あさり水煮缶……1缶（総量130g）
しょうが……1/2かけ
だし汁……1/2カップ
みりん……小さじ1
しょうゆ……小さじ1/2

作り方

1 ブロッコリーは小房に分け、さらに食べやすく切る。しょうがは薄切りにする。

2 鍋にだし汁、みりん、しょうゆを入れて煮立て、**1**、あさりを缶汁ごと入れ、ふたをする。沸騰したら弱火で3分煮る。

骨育レシピ

タンパク質

骨の健康のためにはタンパク質も欠かせません。
ここでは、肉料理を中心に紹介しましょう。

豚肉

豚ヒレ肉のアップルしょうがソース焼き 作り方▶P.70

りんごの甘みにピリッと利かせたしょうがのソースがアクセント。
いつものしょうが焼きがバージョンアップします。

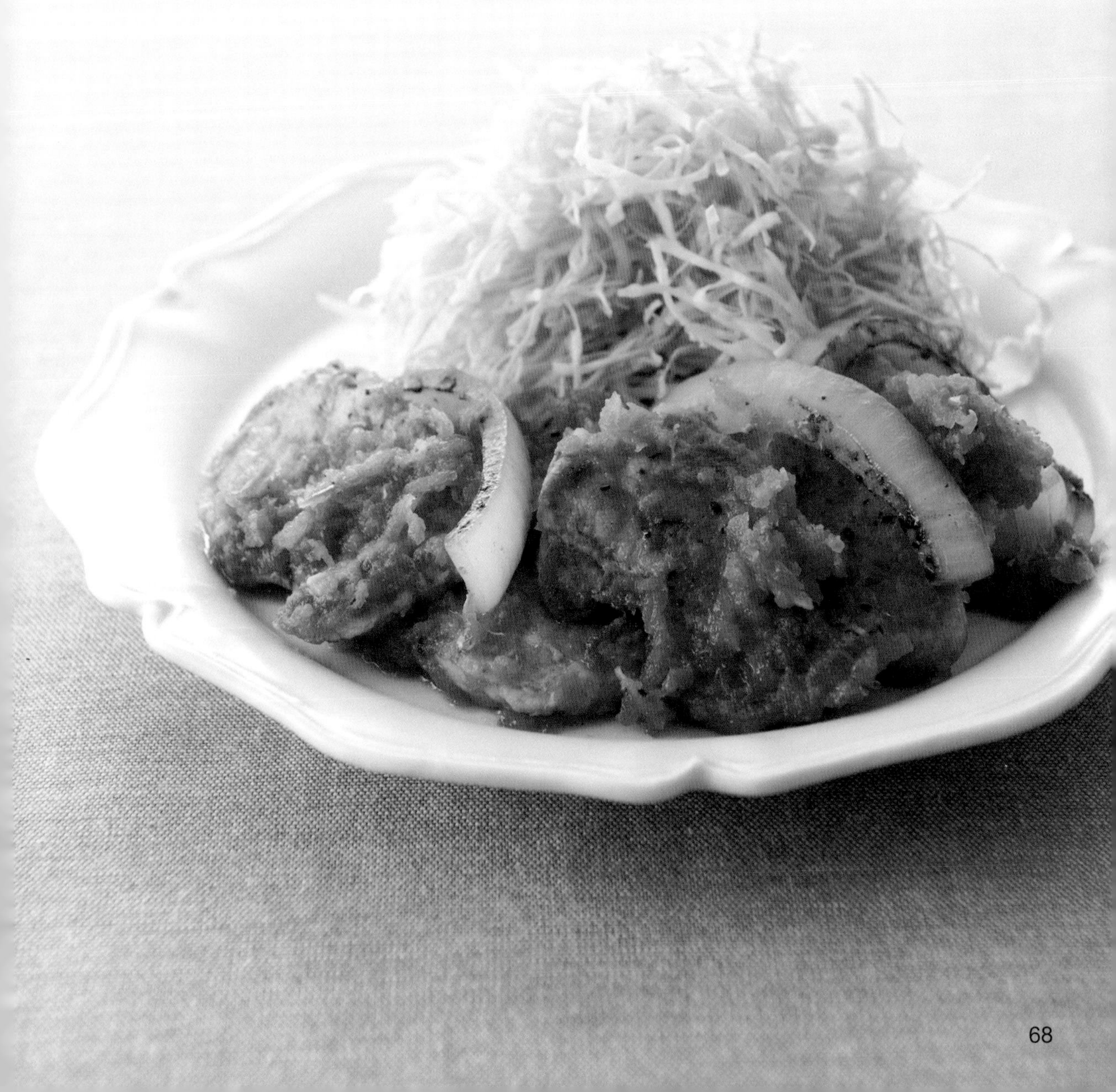

豚肉

豚肉とトマトのソース炒め

作り方▶P.71

豚肉から出るうまみがトマトと合わさり、
酸味のあるトマトソースが絶妙な一品です。

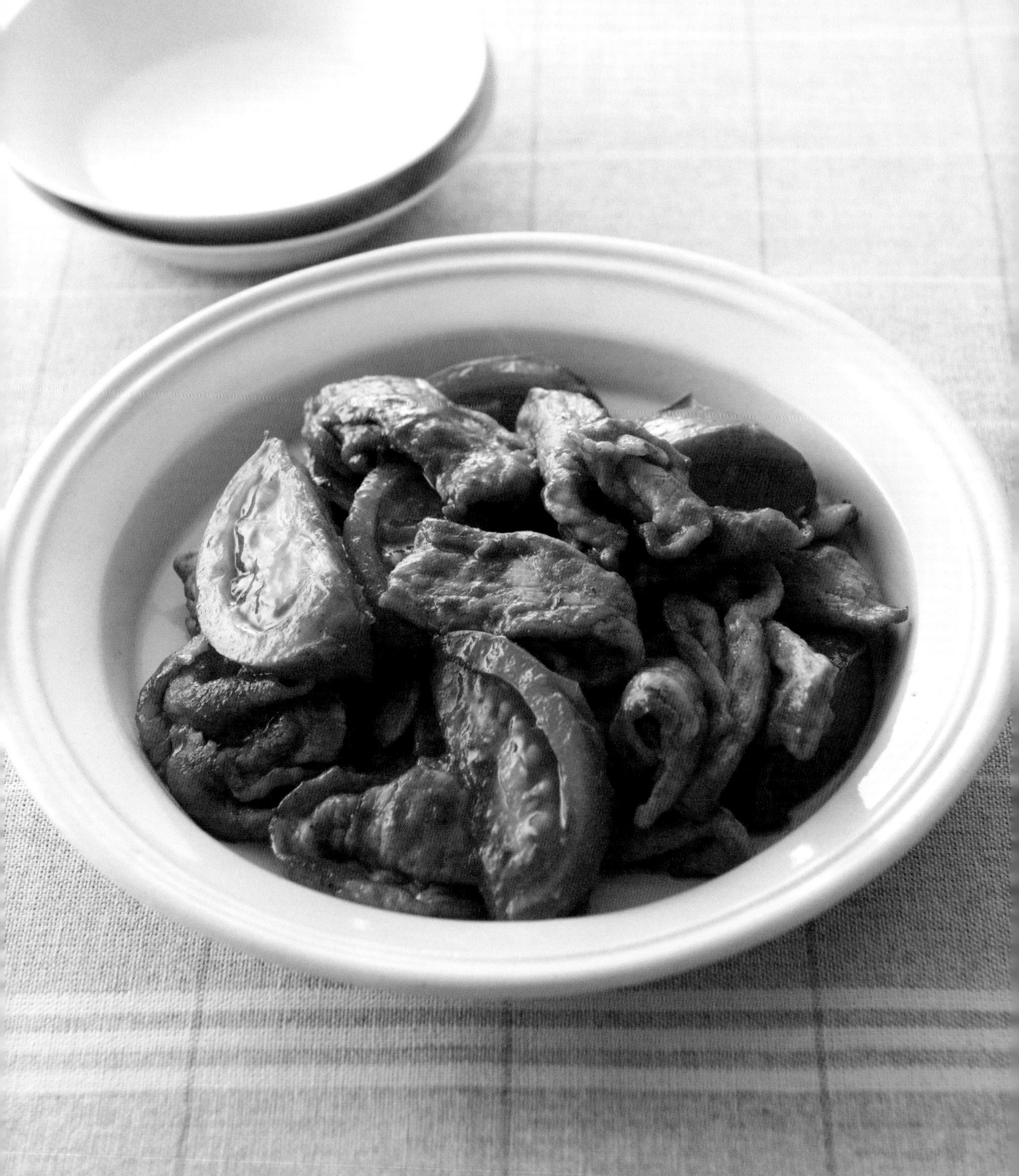

豚ヒレ肉のアップルしょうがソース焼き

1人分			
エネルギー	225kcal	カルシウム	37mg
タンパク質	19.9g	塩分	1.0g

材料（2人分）

- 豚ヒレ肉……200g
- 玉ねぎ……1/4個
- こしょう……少々
- 小麦粉……適量
- オリーブ油……小さじ2
- A
  - りんご（皮をむき芯を取る）……100g
  - しょうが……1かけ
  - しょうゆ……小さじ2
  - みりん……小さじ1
- キャベツ……2枚

作り方

1 豚ヒレ肉は1cm厚さくらいに切り、こしょうをふる。玉ねぎは細切りにする。

2 **A**のりんご、しょうがはすりおろし、しょうゆ、みりんを混ぜておく。

3 フライパンを熱し、オリーブ油を入れ、薄く小麦粉をまぶした**1**の豚ヒレ肉を焼く。空いているところに玉ねぎを入れ、中火から弱火で焼き、裏返して同様に焼く。**2**を加えて絡め、火を止める。

4 器に**3**とせん切りにしたキャベツを盛り合わせる。

MEMO

豚肉

豚ヒレ肉はほかの部位に比べて高タンパクで低カロリーです。ビタミンB群も豊富で、ビタミンB_1の量は100g中1.32mgとほかの肉に比べても多く含まれています。ビタミンB_1には、糖質をエネルギーに変える役割があります。

豚肉とトマトのソース炒め

1人分				
	エネルギー	233kcal	カルシウム	16mg
	タンパク質	18.8g	塩分	1.2g

材料（2人分）

豚もも薄切り肉……200g
トマト……1個
にんにく……1/4かけ
オリーブ油……大さじ1
塩・こしょう……各少々
小麦粉……適量
ウスターソース……大さじ1

作り方

1 豚肉はひと口大に切り、塩、こしょうをふり、小麦粉を薄くまぶしておく。トマトはくし形切り、にんにくは薄切りにする。

2 フライパンを熱し、オリーブ油を入れ、**1**の豚肉を広げるように入れて両面を焼く。にんにく、トマトを入れて炒め、ウスターソースを加えて炒め合わせる。

MEMO

豚肉とトマトの組み合わせ

豚肉に含まれる疲労回復のビタミンとの別名もあるビタミンB_1は、糖質を分解してスムーズに代謝したり、疲労の一因といわれる乳酸の排出を促したりする働きも。食欲を増進するトマトなどのクエン酸と組み合わせると相乗効果を生むのでおすすめです。

大豆製品・牛肉

厚揚げ肉豆腐

作り方▶P.74

大豆の成分がギュッとつまった厚揚げを使った肉豆腐。
タンパク質がたっぷり摂れます。

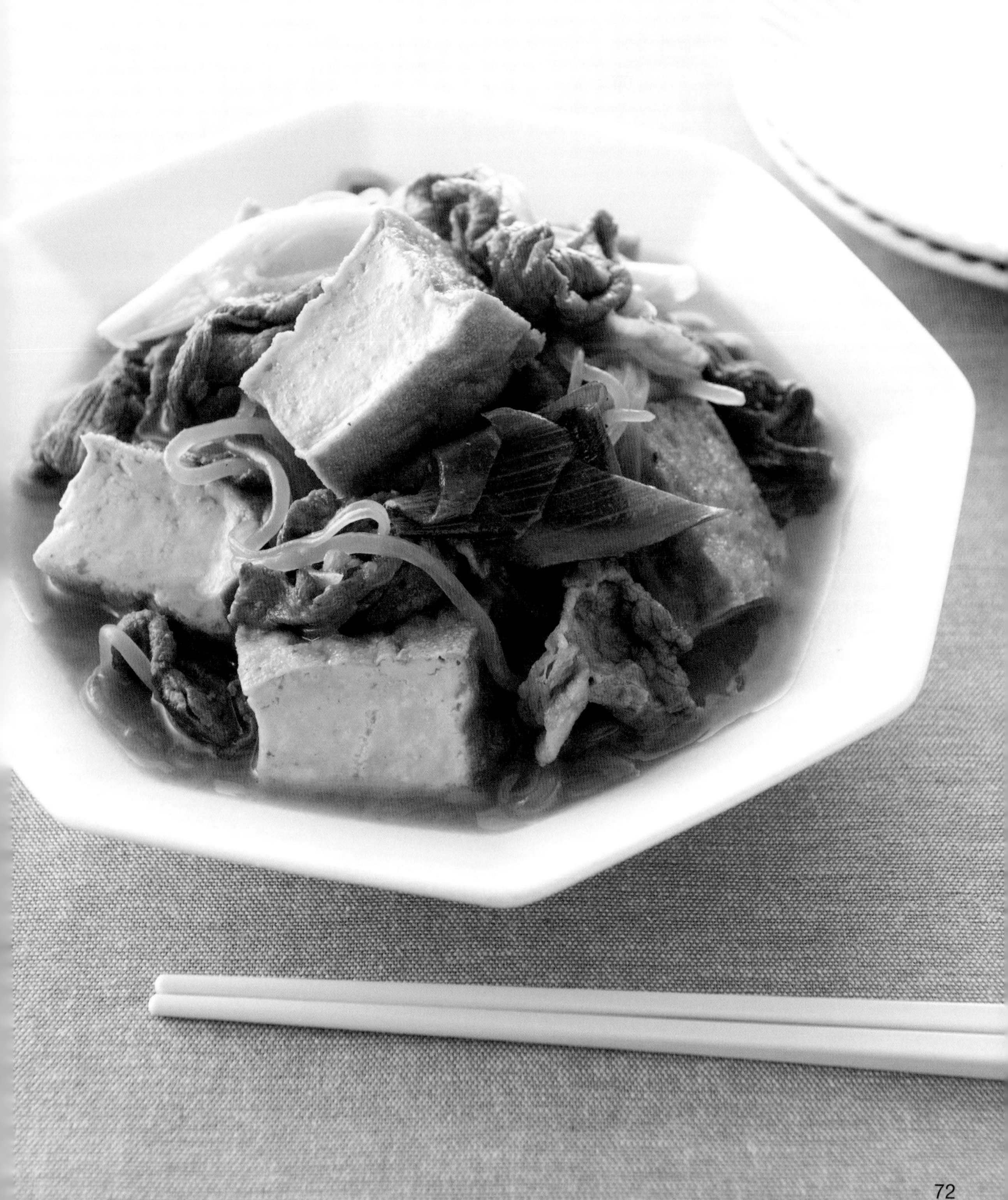

鶏肉

ささみのタンドリー風フライ

作り方▶P.75

淡泊なささみもカレー味の衣で揚げると、
ジューシーなボリュームおかずに変身します。

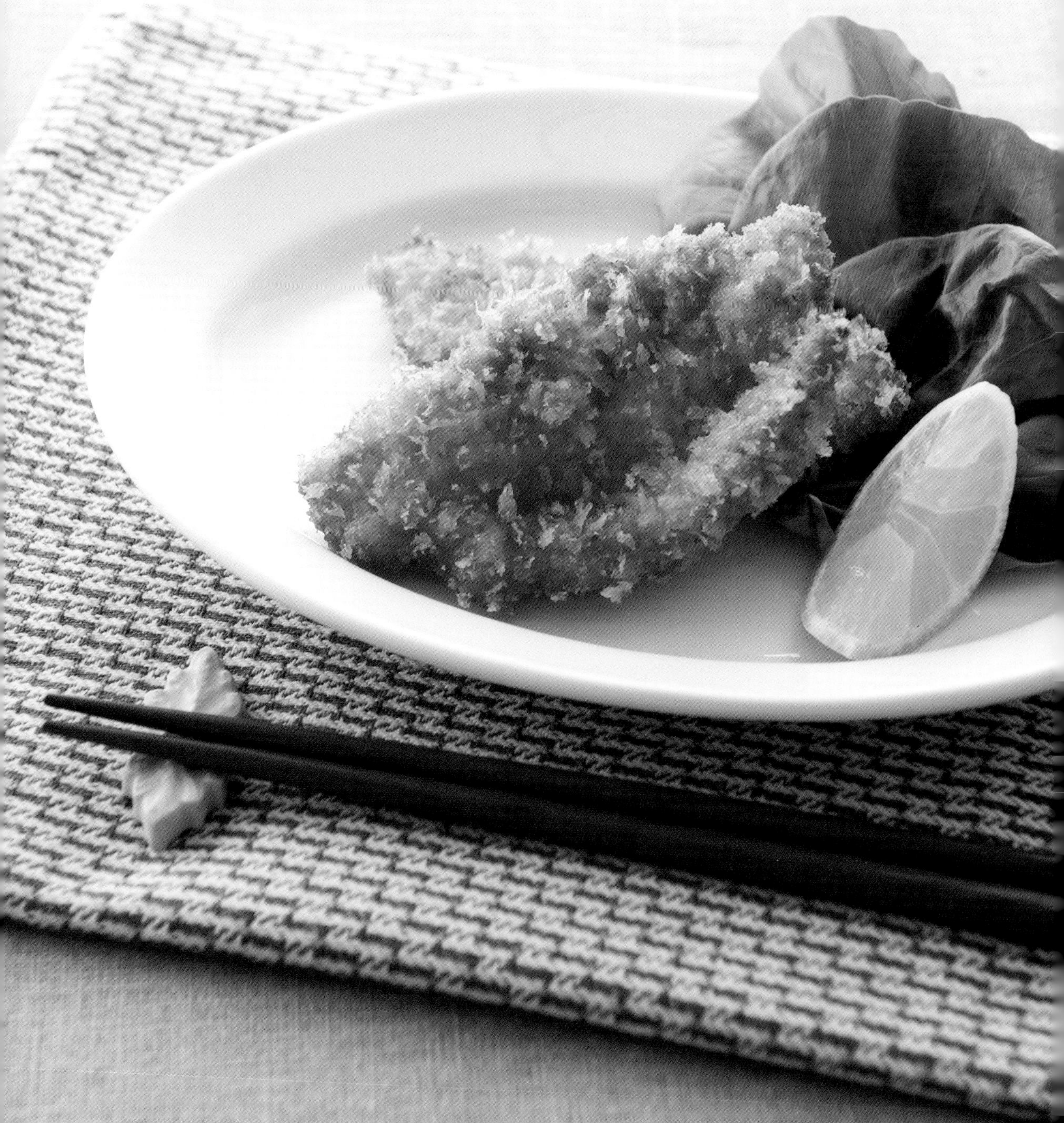

厚揚げ肉豆腐

1人分		
エネルギー 337kcal	カルシウム 294mg	
タンパク質 20.5g	塩分 1.9g	

材料（2人分）

厚揚げ	1枚（200g）
牛切り落とし肉	100g
長ねぎ	1/2本
しらたき	100g
サラダ油	小さじ1
だし汁	1/2カップ
酒	大さじ1
砂糖	小さじ2と1/2
しょうゆ	小さじ4

作り方

1 牛肉は食べやすく切り、厚揚げはひと口大に切る。長ねぎは斜め切り、しらたきはゆでて食べやすく切る。

2 鍋を熱し、サラダ油を入れ、**1**の長ねぎを焼く。しらたきを入れて炒め、だし汁、酒、砂糖、しょうゆを入れて煮立て、厚揚げと牛肉を加える。沸騰したらふたをし、弱火で10分煮る。

MEMO

動物性と植物性の「W《ダブル》タンパク質」

肉や魚などの動物性タンパク質と豆腐などの植物性タンパク質を同時に摂ることで、両者のメリット（動物性はタンパク質の吸収率が高い、植物性は大豆イソフラボンを含むなど）を享受できるとして注目されています。肉豆腐は理想的な「Wタンパク質」メニューです。なお、同じ料理でなくても献立に取り入れればOKです。

ささみのタンドリー風フライ

1人分		
	エネルギー 294kcal	カルシウム 47mg
	タンパク質 22.8g	塩分 1.0g

材料（2人分）

- 鶏ささみ……4本（200g）
- A
  - 塩……小さじ1/4
  - カレー粉……小さじ1
  - トマトケチャップ……小さじ1
  - プレーンヨーグルト……大さじ3
  - しょうが（すりおろし）……1/2かけ分
  - にんにく（すりおろし）……1/4かけ分
- 小麦粉……小さじ2
- 溶き卵……1/3個分
- パン粉……適量
- 揚げ油……適量
- サラダ菜……適量
- レモン……適量

作り方

1. ささみは筋を取って開く。ポリ袋に**A**の調味料とともに入れて軽くもみ、20分ほどおいておく。
2. **1**のポリ袋に小麦粉、卵を入れて混ぜ、ささみを取り出してパン粉を全体にまぶし、170度の揚げ油できつね色にからりと揚げる。
3. 器に盛り、サラダ菜、レモンを添える。

MEMO

鶏ささみ

鶏ささみは、肉の中でもトップクラスの高タンパク低カロリーの食材です。100gあたりのタンパク質は19.7g。調理法によってはパサつきやすい鶏ささみですが、フライのように衣をつけて揚げると、しっとりやわらかい食感になります。

ひき肉

和風煮込みハンバーグ

作り方▶P.78

肉だねに木綿豆腐を加えてカルシウムもプラス。
焼いた後に煮込むので、ふんわりやわらかなハンバーグになります。

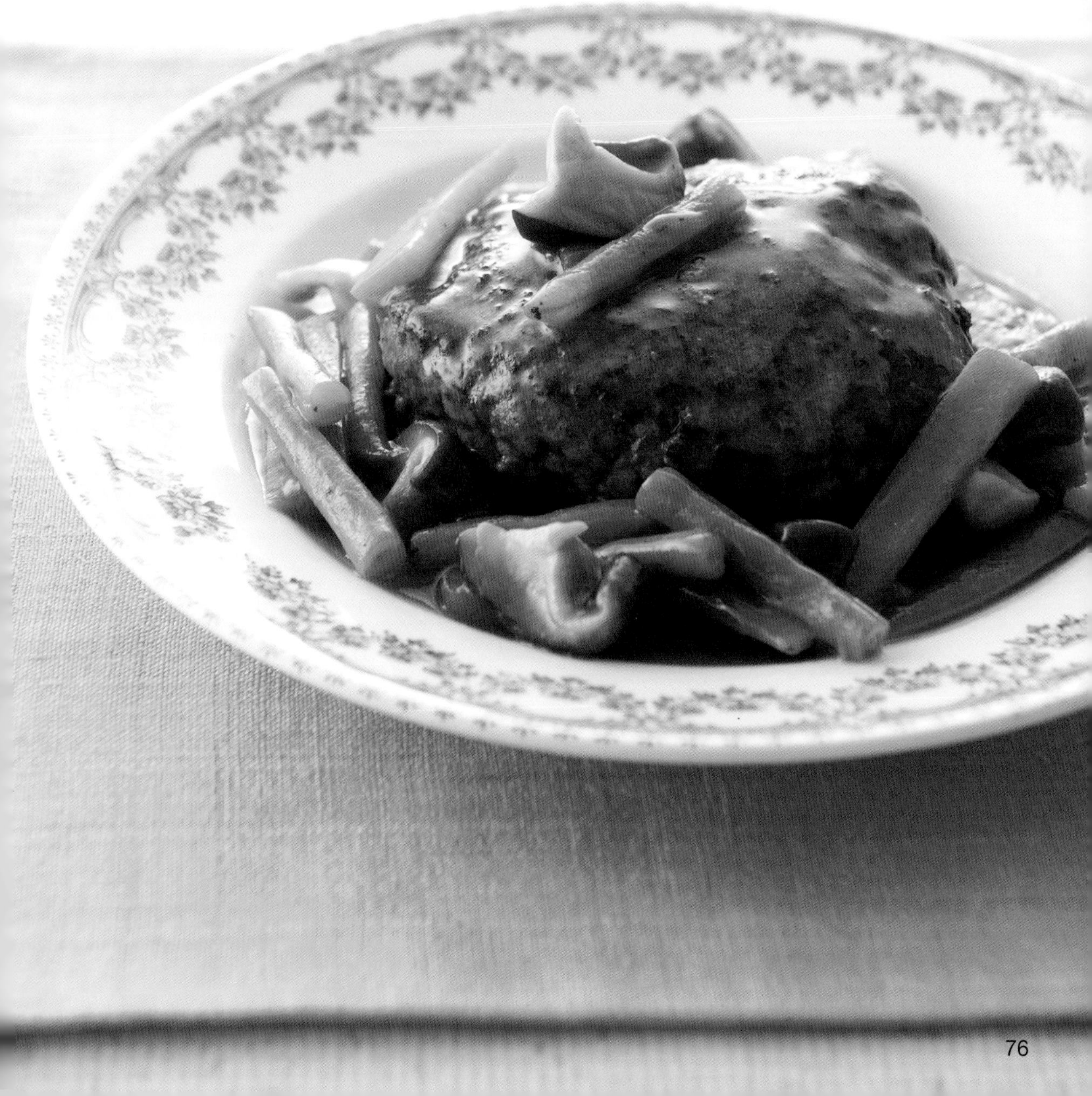

ひき肉

枝豆とひき肉のザーサイ炒めレタス包み

作り方 ▶ P.79

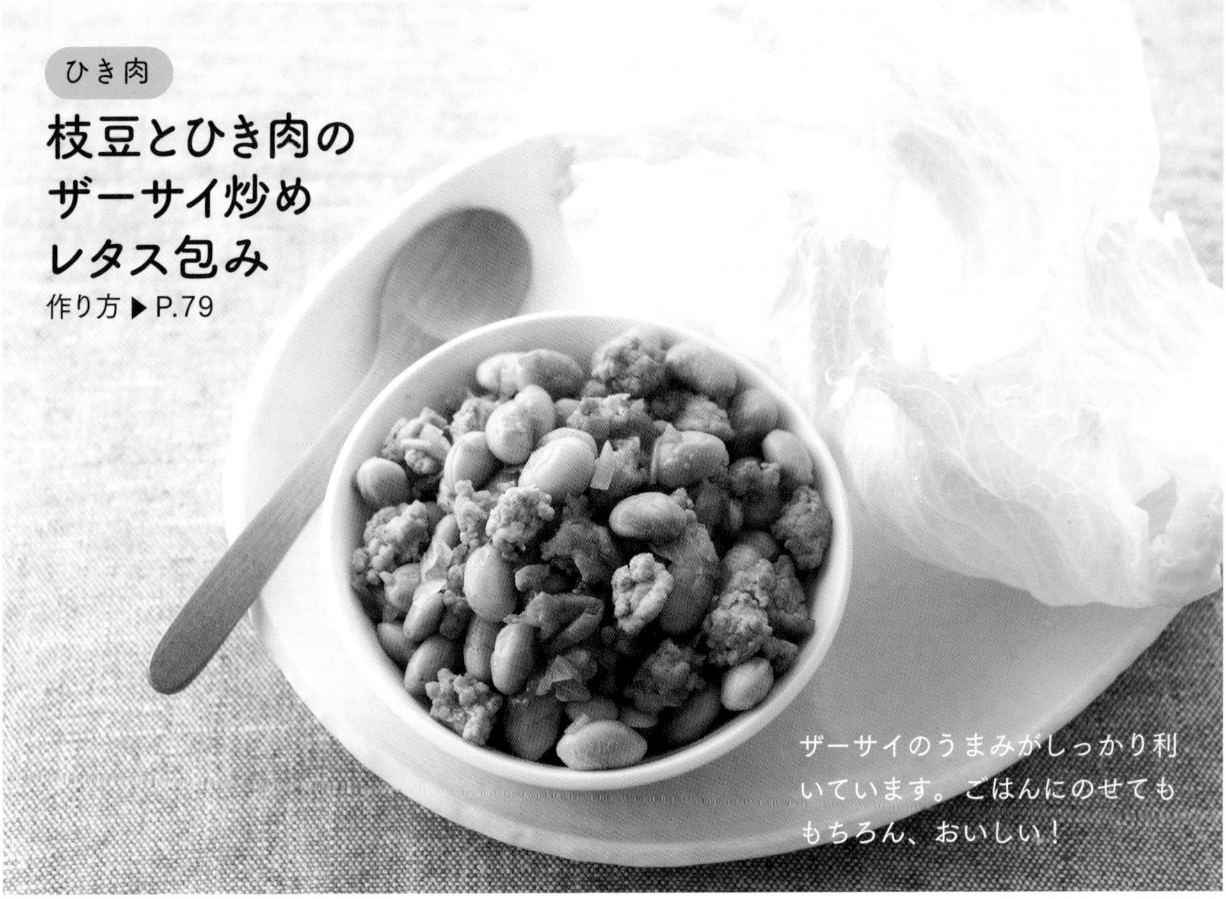

ザーサイのうまみがしっかり利いています。ごはんにのせてももちろん、おいしい！

ひき肉

ひき肉ともやしの卵焼き甘酢あんかけ

作り方 ▶ P.79

炒めた食材を卵と合わせて焼くので失敗がありません。とろみがついた甘酢あんが絶品。

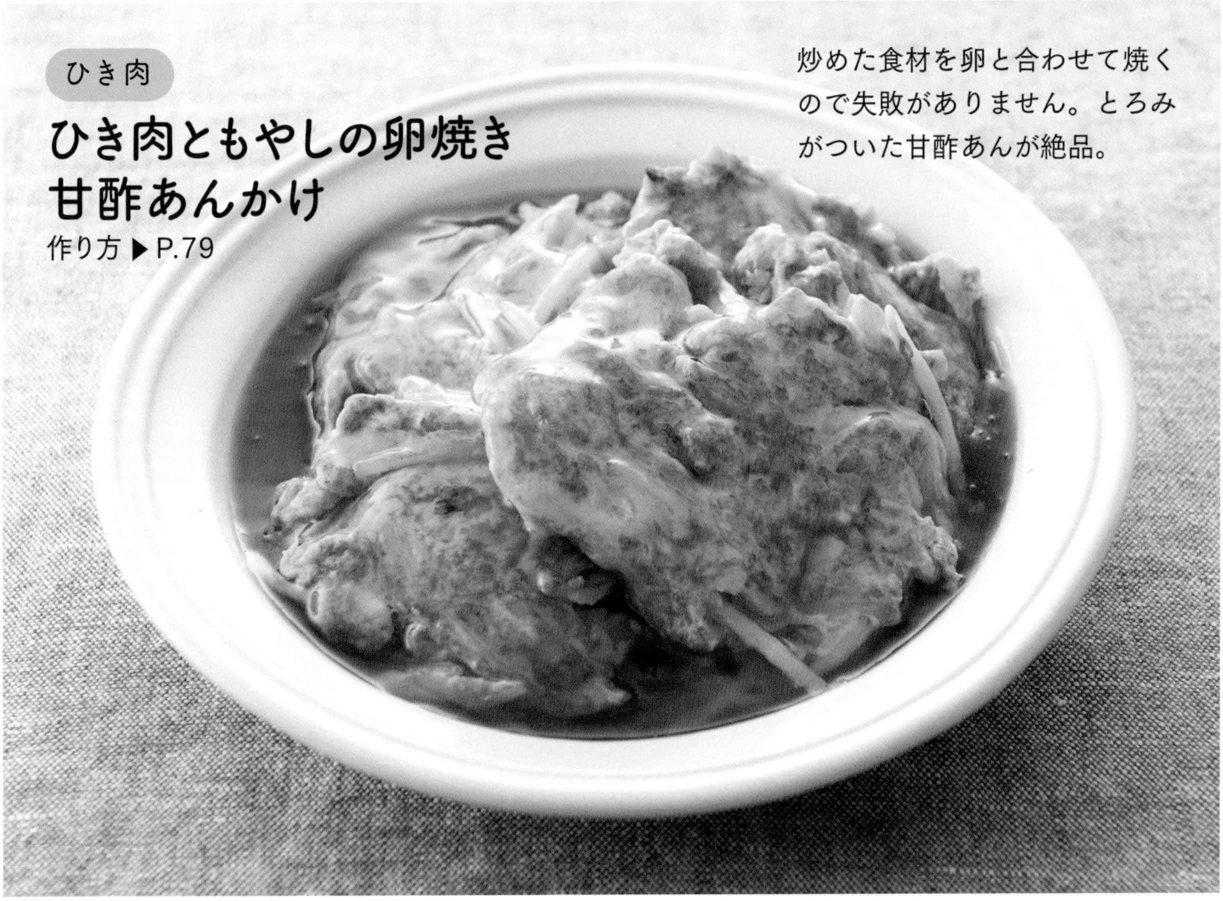

和風煮込みハンバーグ

1人分		
	エネルギー 324kcal	カルシウム 81mg
	タンパク質 23.8g	塩分 1.7g

材料（2人分）

合いびき肉 …… 200g
木綿豆腐 …… 100g
溶き卵 …… 1/2個分
玉ねぎ …… 30g
にんじん …… 60g
生しいたけ …… 2枚
さやいんげん …… 40g
塩 …… 小さじ1/5
こしょう・ナツメグ …… 各少々
バター …… 5g
オリーブ油 …… 小さじ1
A
- だし汁 …… 3/4カップ
- みりん …… 小さじ1
- しょうゆ …… 小さじ2
- 塩 …… 少々

水溶きかたくり粉
- かたくり粉 …… 小さじ1
- 水 …… 大さじ1

作り方

1 玉ねぎはみじん切りにする。耐熱皿に入れてバターをのせ、ラップなしで電子レンジで1分間加熱し、混ぜて冷ましておく。豆腐はペーパータオルで包んで水けをしっかりきる。

2 ボウルにひき肉、塩、こしょう・ナツメグ、卵を入れ、粘りが出るまで混ぜる。**1**の豆腐を加えてさらに混ぜ、玉ねぎを加えて混ぜ合わせる。

3 にんじんは短冊切り、しいたけは軸を除いていちょう切り、さやいんげんはヘタを切って斜め切りにする。

4 フライパンを熱し、オリーブ油を入れ、半量に分けて形を整えた**2**を中火で両面、焼き色がつくまで焼く。**3**のにんじん、しいたけ、**A**を入れて煮立て、ふたをして弱火で7～8分煮る。ハンバーグを裏返し、さやいんげんを加えてさらに5分煮る。水溶きかたくり粉でとろみをつけ、ひと煮立ちさせる。

MEMO

豆腐

「木綿豆腐」は「絹ごし豆腐」よりも栄養価が高めです（100gあたりのカルシウム量は、木綿豆腐93mg、絹ごし豆腐75mg）。そのわけは製造工程の違いによるもの。木綿豆腐は水分を絞りながら作るので、栄養分がつまった状態になるため、タンパク質やカルシウム、食物繊維などをより多く含むのです。

枝豆とひき肉のザーサイ炒め レタス包み

1人分		
	エネルギー 220kcal	カルシウム 71mg
	タンパク質 5.9g	塩分 1.3g

材料（2人分）

- 枝豆（ゆでてさやから取り出したもの）……100g
- 豚ひき肉……100g
- 長ねぎ……5㎝
- にんにく……1/4かけ
- ザーサイ（味付き）……20g
- ごま油……小さじ2
- オイスターソース……小さじ1
- しょうゆ……小さじ1/2
- こしょう……少々
- レタス……適量

作り方

1. 長ねぎ、にんにく、ザーサイは粗みじん切りにする。
2. フライパンを熱し、ごま油を入れ、ひき肉、**1**のにんにくを炒めて火が通ったらザーサイ、長ねぎ、枝豆を加えて炒める。オイスターソース、しょうゆ、こしょうを加え、炒め合わせる。
3. レタスを添え、包んで食べる。

ひき肉ともやしの卵焼き 甘酢あんかけ

1人分		
	エネルギー 287kcal	カルシウム 48mg
	タンパク質 16.2g	塩分 1.5g

材料（2人分）

- 豚ひき肉……80g
- 長ねぎ……5㎝
- もやし……100g
- 卵……3個
- サラダ油……大さじ1
- 塩・こしょう……各少々
- A
  - 中華スープの素（顆粒）……小さじ1/4
  - 水……1/2カップ
  - 砂糖……大さじ1
  - しょうゆ……大さじ1/2
  - 酢……小さじ2
- 水溶きかたくり粉
  - かたくり粉……小さじ1と1/2
  - 水……大さじ1と1/2

作り方

1. 長ねぎは縦半分に切り、斜め薄切りにする。
2. フライパンにサラダ油半量を熱し、ひき肉を炒める。**1**の長ねぎ、もやしを加えて炒め、塩、こしょうをふり、ボウルに溶きほぐした卵と混ぜ合わせる。
3. フライパンを熱し、残りの油を入れ、**2**を流し入れる。半熟状になったら、4等分にして裏返し、両面を焼いて器に取り出す。**A**の調味料をフライパンに入れて煮立て、水溶きかたくり粉でとろみをつけてひと煮立ちさせ、卵焼きにかける。

骨育レシピ

缶詰

栄養価も高く、骨までしっかり食べられる魚の缶詰は、カルシウムを効率的に摂ることができます。ぜひ、活用しましょう。

鮭缶

鮭缶とアボカド、パセリのサラダ

作り方▶P.82

カルシウム、ビタミンD、タンパク質を含む鮭は、マグネシウム、リンといった栄養素も含みます。骨を育てるスーパーサラダです。

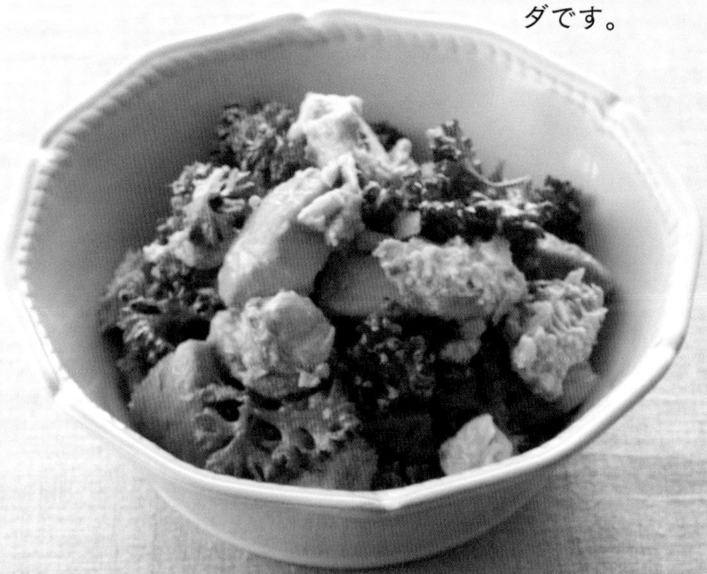

鮭缶

サーモンリエット

作り方▶P.82

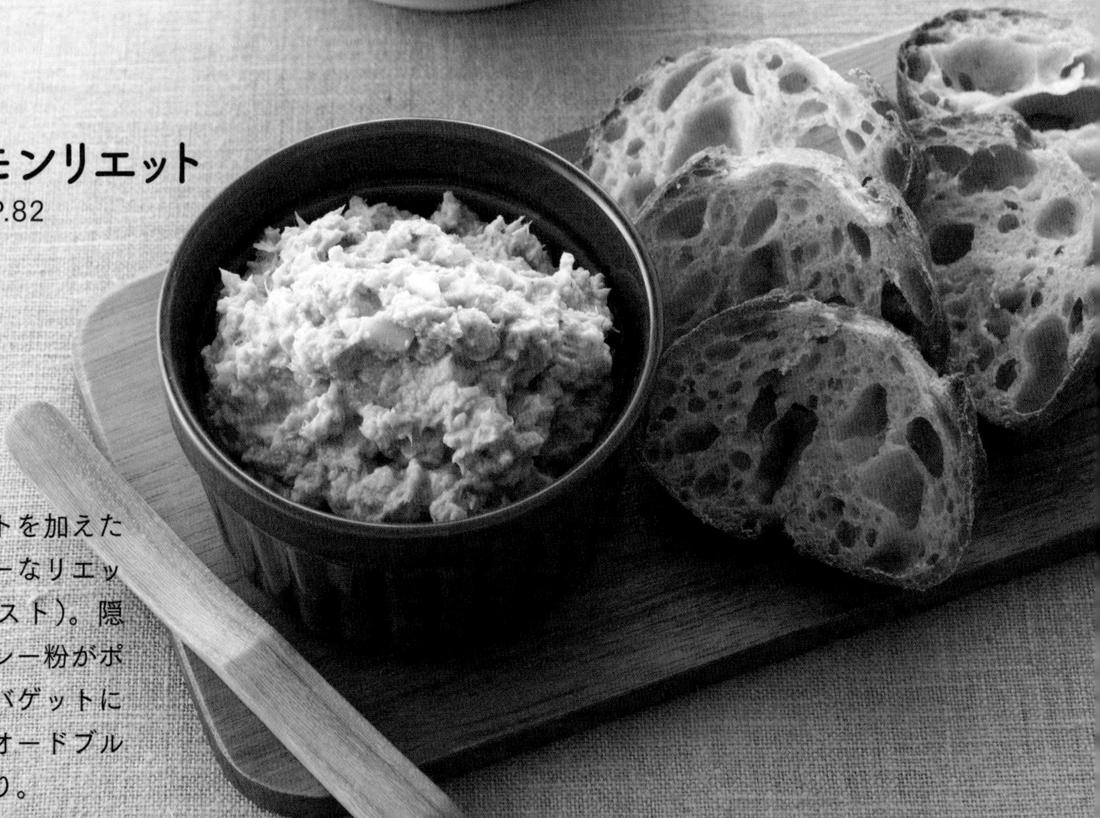

ヨーグルトを加えたクリーミーなリエット（ペースト）。隠し味のカレー粉がポイント。バゲットにのせるとオードブルにぴったり。

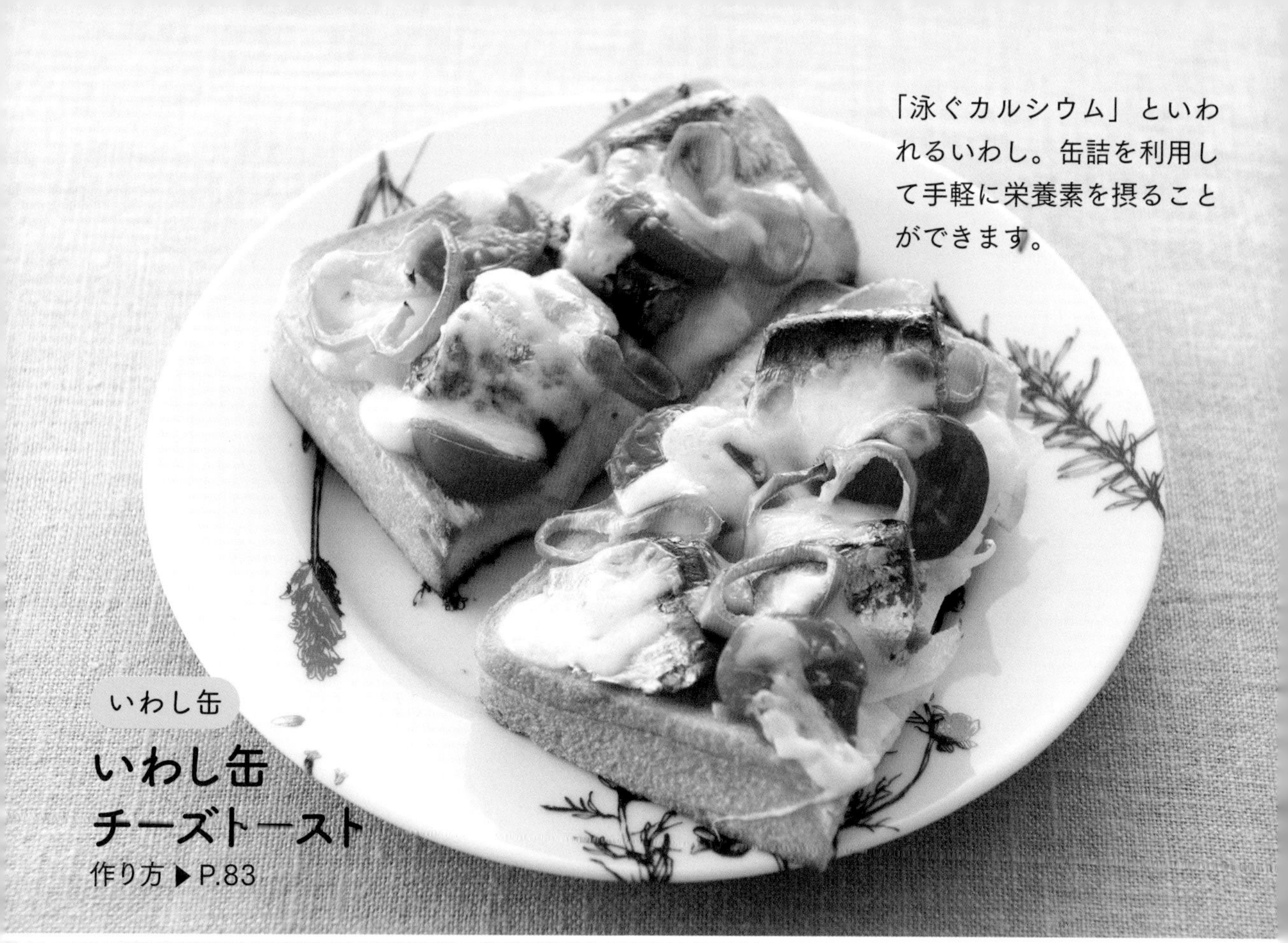

「泳ぐカルシウム」といわれるいわし。缶詰を利用して手軽に栄養素を摂ることができます。

いわし缶

いわし缶 チーズトースト

作り方 ▶ P.83

いわし缶

いわしときのこのレモンオイル焼き

作り方 ▶ P.83

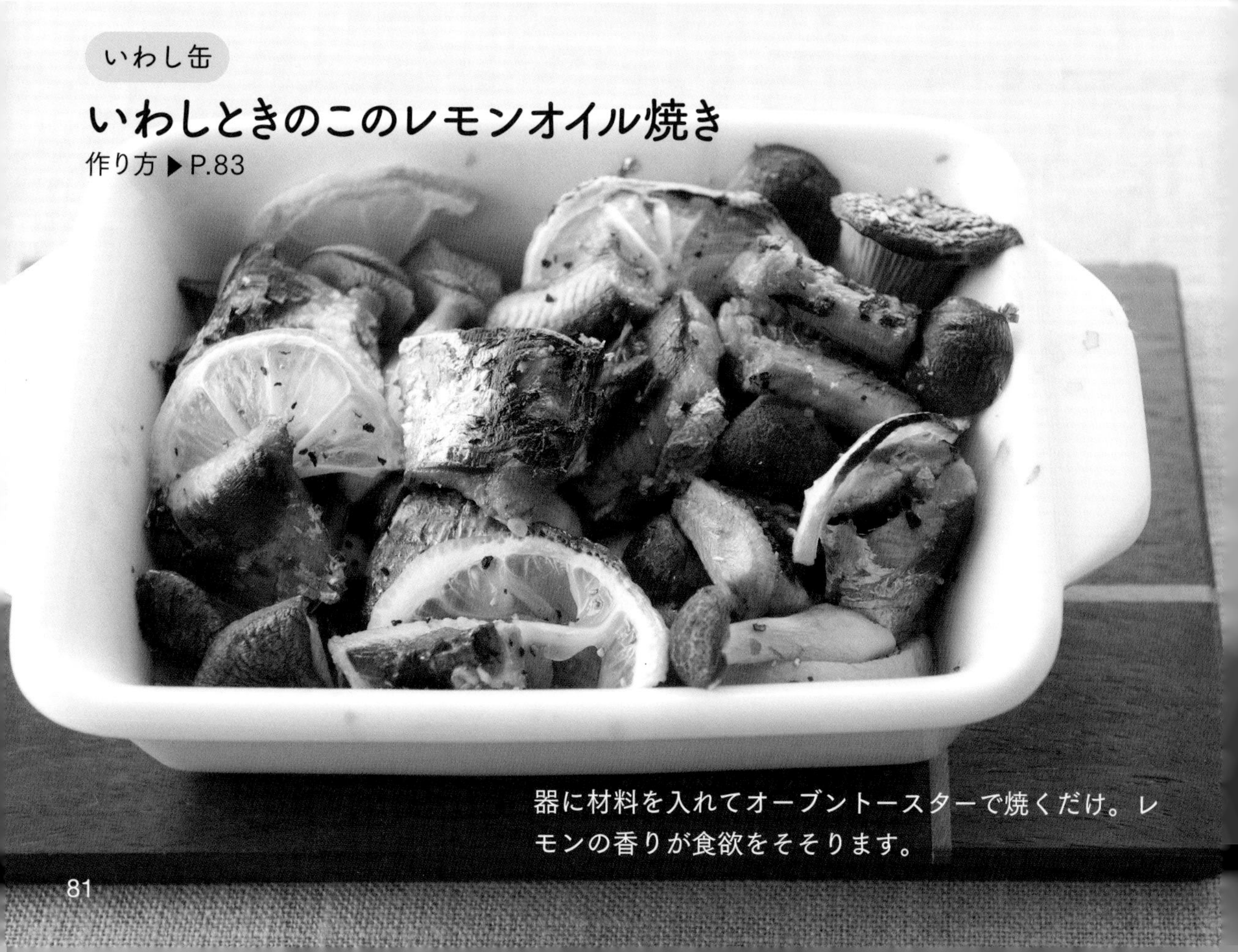

器に材料を入れてオーブントースターで焼くだけ。レモンの香りが食欲をそそります。

鮭缶とアボカド、パセリのサラダ

1人分		
	エネルギー 227kcal	カルシウム 208mg
	タンパク質 13.1g	塩分 1.1g

材料 （2人分）

鮭水煮缶 ……… 1缶（固形量140g）
パセリ ……… 3枚（葉の部分15g）
アボカド ……… 1/2個（70g）

A
- レモン汁 ……… 大さじ1
- にんにく（みじん切り） ……… 薄切り3枚分
- しょうゆ ……… 小さじ1
- オリーブ油 ……… 小さじ2
- こしょう ……… 少々

作り方

1 パセリは葉を摘み、アボカドは皮を除いて乱切り、鮭は汁けをきって大きめにほぐす。

2 **1**に、混ぜ合わせた**A**の調味料を加えて混ぜる。

サーモンリエット

1人分		
	エネルギー 162kcal	カルシウム 161mg
	タンパク質 13.4g	塩分 0.5g

材料 （2人分）

鮭水煮缶 ……… 1缶（固形量140g）
プレーンヨーグルト ……… 大さじ4
玉ねぎ（みじん切り） ……… 30g
にんにく（みじん切り） ……… 薄切り1枚分
カレー粉 ……… 小さじ1/4
オリーブ油 ……… 小さじ2
バゲット ……… 適宜

作り方

1 ヨーグルトはざるにペーパータオルを敷いた上にのせ、15分水けをきる。

2 鮭は汁をきり、スプーン等でつぶし、水けをきったヨーグルト、玉ねぎ、にんにく、カレー粉、オリーブ油を混ぜ合わせる。

3 好みで薄切りにしたバゲットにのせて食べる。

※バゲットは栄養価計算に含まれていません。

いわし缶チーズトースト

1人分		
	エネルギー 339kcal	カルシウム 302mg
	タンパク質 17.9g	塩分 1.6g

材料（2人分）

食パン……6枚切り2枚
いわし水煮缶……1缶(固形量90g)
玉ねぎ……30g
ピーマン……1個
ミニトマト……4個
マヨネーズ……小さじ2
ピザ用チーズ……40g

作り方

1 玉ねぎは薄切り、ピーマンはヘタと種を取って輪切りにする。ミニトマトはヘタを取り、輪切りにする。

2 食パンは半分に切り、マヨネーズをぬる。1の玉ねぎをのせ、汁けをきったいわし、ピーマン、ミニトマトをのせる。ピザ用チーズを散らし、オーブントースターで10分ほど焼く。

いわしときのこのレモンオイル焼き

1人分		
	エネルギー 130kcal	カルシウム 148mg
	タンパク質 8.9g	塩分 0.6g

材料（2人分）

いわし水煮缶……1缶(固形量90g)
しめじ……50g
エリンギ……1本
レモン(輪切り)……3枚
塩・こしょう……各少々
レモン汁……小さじ1
オリーブ油……小さじ2

作り方

1 しめじは石づきを切って小房に分け、エリンギの軸は輪切り、笠はくし形切りにする。レモンは半分に切る。

2 耐熱皿に汁けをきったいわし、1を入れる。塩、こしょうをふり、レモン汁、オリーブ油を回しかけ、オーブントースターで15分焼く。

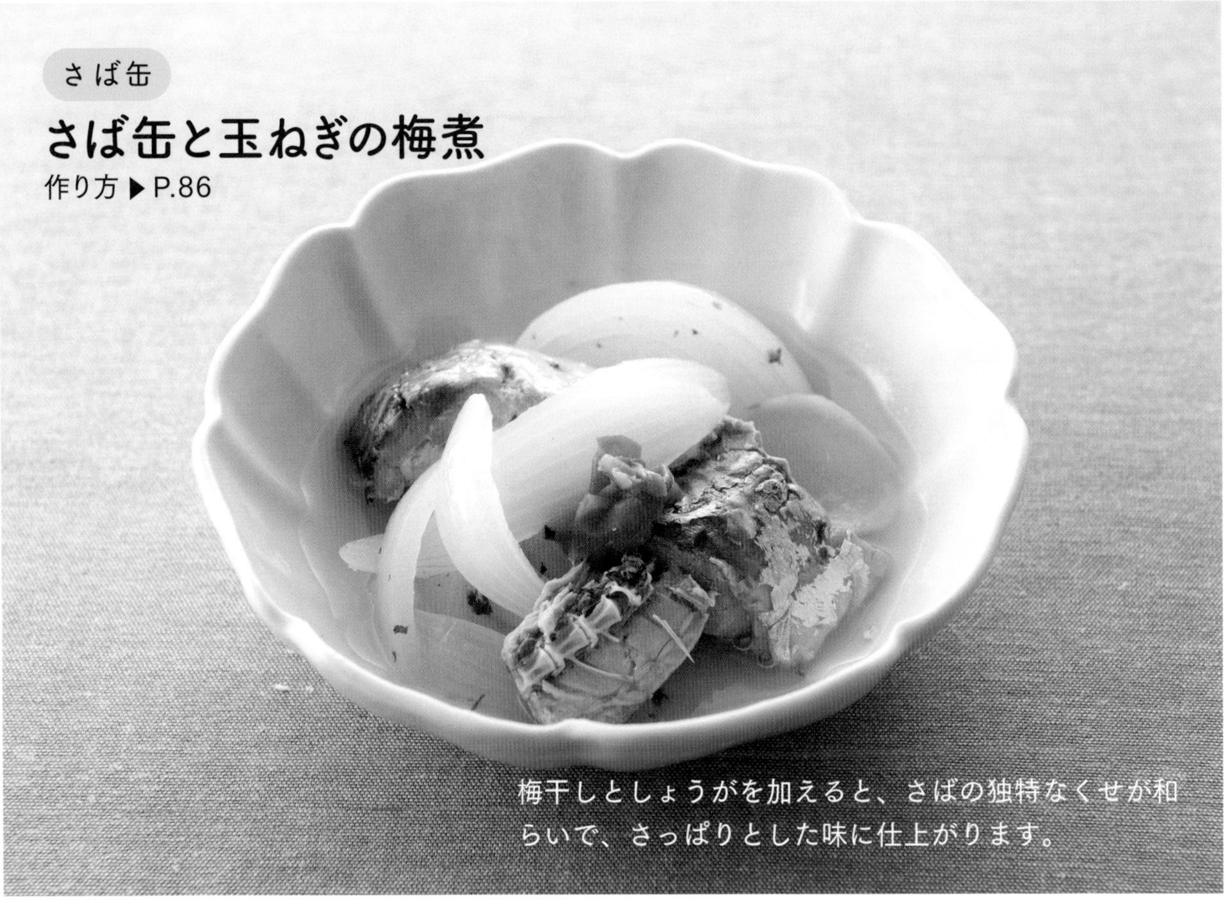

さば缶

さば缶と玉ねぎの梅煮

作り方 ▶ P.86

梅干しとしょうがを加えると、さばの独特なくせが和らいで、さっぱりとした味に仕上がります。

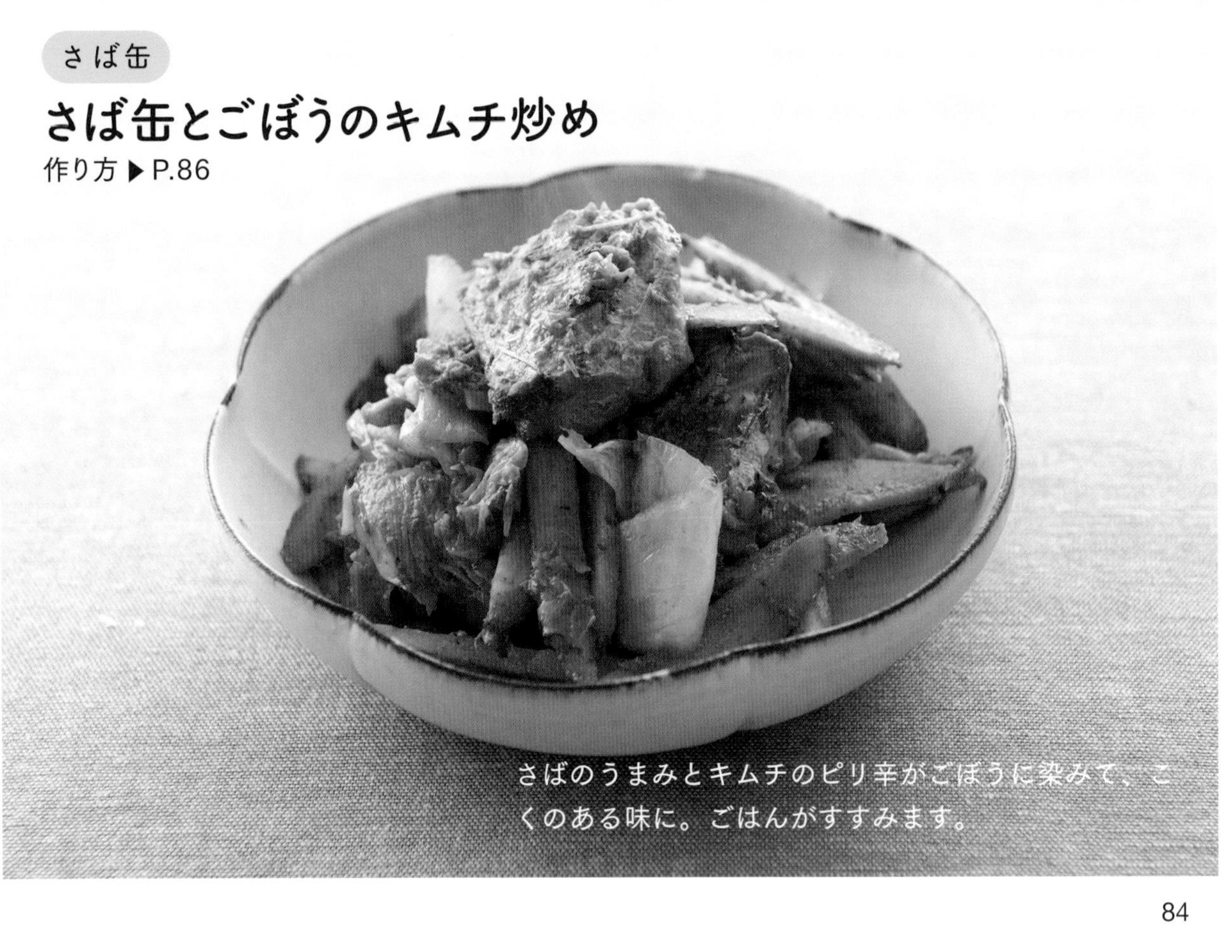

さば缶

さば缶とごぼうのキムチ炒め

作り方 ▶ P.86

さばのうまみとキムチのピリ辛がごぼうに染みて、こくのある味に。ごはんがすすみます。

さば缶

サバシチ

作り方▶P.87

さば缶を使った手軽なボルシチ風煮込みは、
ヨーグルトを足してまろやかな味に。野菜もしっかり食べられます。

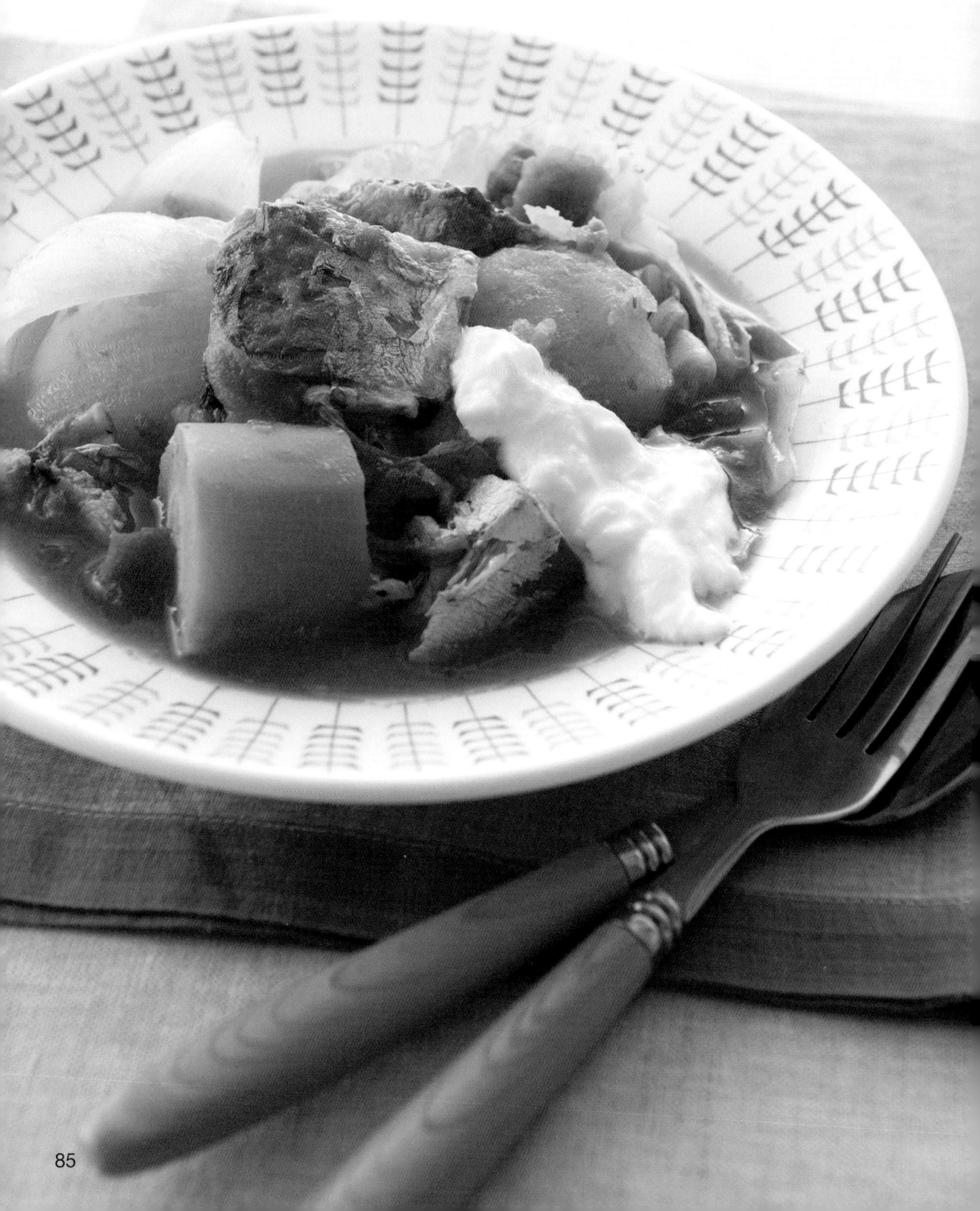

さば缶と玉ねぎの梅煮

1人分		
	エネルギー 174kcal	カルシウム 202mg
	タンパク質 12.9g	塩分 1.3g

材料（2人分）

さば水煮缶……1缶（固形量140g）
玉ねぎ……1個
梅干し（塩分15％）……1個
しょうが……1かけ
酒……大さじ2
水……3/4カップ

作り方

1 玉ねぎは大きめのくし形切り、しょうがは薄切りにする。

2 鍋に水、酒、しょうが、玉ねぎ、半分にちぎった梅干しを入れてふたをし、沸騰したら弱火で10分煮る。汁けをきったさばを加え、さらに5分煮る。

さば缶とごぼうのキムチ炒め

1人分		
	エネルギー 207kcal	カルシウム 221mg
	タンパク質 13.7g	塩分 1.8g

材料（2人分）

さば水煮缶……1缶（固形量140g）
ごぼう……100g
にんにく……1/2かけ
キムチ……50g
ごま油……小さじ2
みそ……小さじ1
酒……小さじ2

作り方

1 ごぼうは縦半分に切り、斜め薄切りにし、水にさっとさらして水けをきる。にんにくはみじん切りにする。

2 フライパンを熱し、ごま油を入れ、**1**のごぼう、にんにくを炒め、汁けをきったさば、キムチを加えて炒める。みそ、酒を加えて炒め合わせる。

MEMO

さばの缶詰

缶詰のよさは、骨も一緒に食べられること。カルシウムをしっかり摂取できます。また、ビタミンDも生のさばよりも多く含むので、カルシウムの効果をさらに引き出すことができます。その上、EPAやDHAの含有量は青魚でトップクラスです。

サバシチ

1人分		
	エネルギー 266kcal	カルシウム 268mg
	タンパク質 15.7g	塩分 1.6g

材料（2人分）

さば水煮缶 …… 1缶（固形量140g）
玉ねぎ …… 1/2個
じゃがいも …… 1個
キャベツ …… 小1/4個（150g）
にんじん …… 60g
にんにく …… 1/2かけ
赤唐辛子 …… 1本
トマト水煮缶 …… 200g
水 …… 2カップ
オリーブ油 …… 小さじ2
塩 …… 小さじ1/3
こしょう …… 少々
ローリエ …… 1枚
プレーンヨーグルト …… 大さじ3

作り方

1 玉ねぎ、キャベツは半分に切り、にんじんはぶつ切りにする。じゃがいもは皮をむいて半分に切り、水にさっとさらす。にんにくはみじん切りにする。

2 鍋にオリーブ油を熱し、**1**のにんにく、玉ねぎ、じゃがいも、にんじんを炒め、水、**1**のキャベツ、小口切りにした赤唐辛子、トマト水煮、さばは缶汁ごと、ローリエを入れてふたをする。沸騰したら弱火で15〜20分煮て、野菜がやわらかくなったら塩、こしょうで味を調える。

3 器に盛り、プレーンヨーグルトを添える。

MEMO

ボルシチ

ボルシチは、東欧諸国の伝統的な料理で、ビーツの鮮やかな深紅色が特徴の酸味のある煮込みスープです。ここではさばを使ってアレンジしました。仕上げにサワークリームを添えるのが定番ですが、ヨーグルトで代用しています。

骨育レシピ

作りおき

日持ちするカルシウムのおかずが一品あると「ちょい足し」ができて便利。小魚や乾物が重宝します。

小魚・ひじき

桜えびとひじきの山椒《さんしょう》煮 作り方▶P.90

常備菜の定番・ひじきに、桜えびを合わせてカルシウム増強。山椒風味でメリハリが出ます。

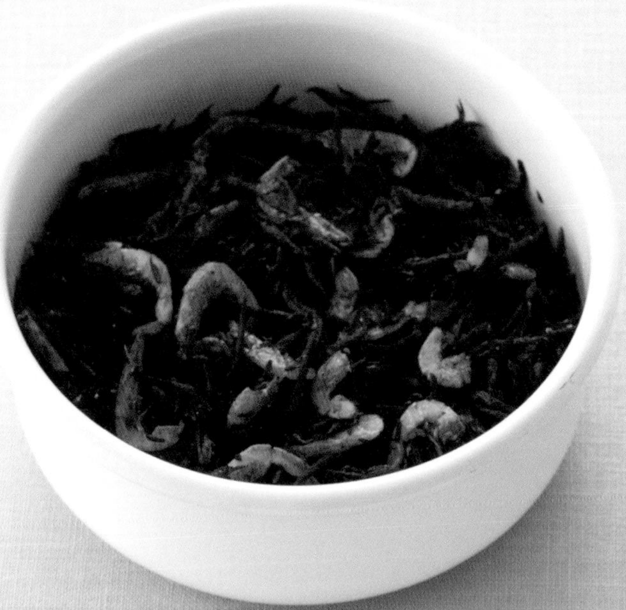

小魚・切り干し大根

煮干しと切り干し大根、油揚げの炒め煮

作り方▶P.90

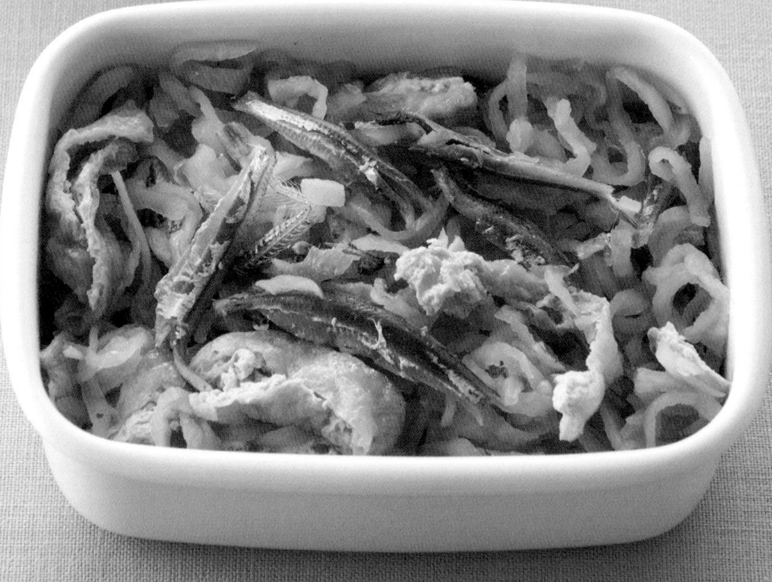

煮干しと切り干し大根の組み合わせで、カルシウムとビタミンDをしっかり摂取できます。

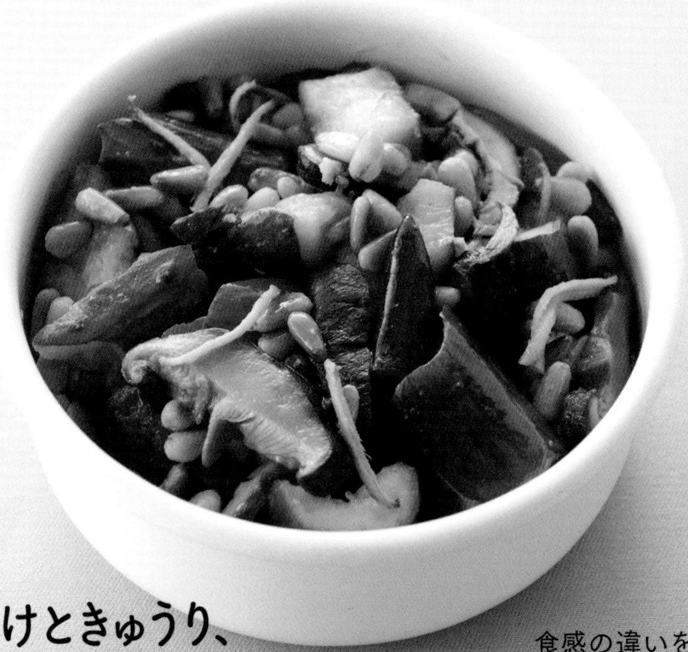

干ししいたけ

干ししいたけときゅうり、松の実の炒め漬け

作り方 ▶ P.91

食感の違いを楽しめる作りおきおかずです。炒った松の実が香ばしく、食べ飽きません。

きくらげ

きくらげとこんにゃくのおかか煮

作り方 ▶ P.91

削り節をたっぷり使い、だしいらずで、箸休めにもぴったり。低カロリーなのもうれしい一品です。

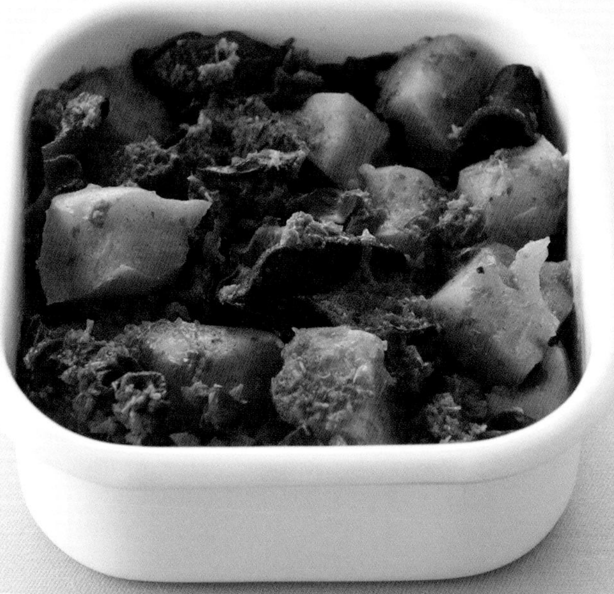

桜えびとひじきの山椒煮

全量		
	エネルギー 151kcal	カルシウム 524mg
	ビタミンK 174μg	塩分 4.9g

材料（作りやすい分量）

- 桜えび……10g
- ひじき（乾）……30g
- A
  - だし汁……1カップ
  - 酒……大さじ1
  - 砂糖……小さじ2
  - しょうゆ……大さじ1と1/2
- 粉山椒……適量

作り方

1. ひじきは洗って水で戻す。
2. 鍋に**1**のひじき、**A**の煮汁、桜えびを入れ、ふたをして火にかける。沸騰したら弱火で10分煮る。仕上げに粉山椒を加え混ぜ合わせる。

▶保存期間：冷蔵庫で約4日間

煮干しと切り干し大根、油揚げの炒め煮

全量		
	エネルギー 399kcal	カルシウム 632mg
	ビタミンD 2.7μg	塩分 4.8g

材料（作りやすい分量）

- 煮干し（頭とはらわたを取ったもの）……15g
- 切り干し大根……40g
- 油揚げ……1枚
- サラダ油……大さじ1/2
- 水……1と3/4カップ
- 酒……大さじ2
- 砂糖……小さじ2
- しょうゆ……大さじ1と1/2

作り方

1. 切り干し大根はもみ洗いをしてから、水で戻し、食べやすく切る。油揚げは横半分に切り、短冊切りにする。
2. 鍋を熱し、サラダ油を入れ、**1**の切り干し大根を炒める。水、酒、煮干し、油揚げ、砂糖、しょうゆを入れて混ぜ、ふたをする。沸騰したら弱火で15分ほど煮る。

▶保存期間：冷蔵庫で約4日間

干ししいたけときゅうり、松の実の炒め漬け

全量		
	エネルギー 215kcal	カルシウム 33mg
	ビタミンD 1.4μg	塩分 1.3g

材料（作りやすい分量）

干ししいたけ……4枚
きゅうり……2本
松の実……20g
しょうが……1/2かけ
赤唐辛子……1/2本
ごま油……小さじ2
A 水……1/2カップ
A しょうゆ……大さじ1
A 酢……大さじ1
A 砂糖……小さじ1

作り方

1 干ししいたけは水で戻し、軸を切り、薄切りにする。きゅうりはヘタを切り、たたいて食べやすい大きさに割る。しょうがはせん切りにする。

2 フライパンを熱し、松の実を炒って取り出す。同じフライパンにごま油を入れて熱し、**1**のしいたけを炒め、しょうが、赤唐辛子、きゅうりを加えてさっと炒める。**A**の調味料を入れ、煮立ったら松の実とともに保存容器に入れて冷ます。

▶保存期間：冷蔵庫で約3日間

きくらげとこんにゃくのおかか煮

全量		
	エネルギー 106kcal	カルシウム 128mg
	ビタミンD 8.7μg	塩分 4.0g

材料（作りやすい分量）

きくらげ（乾）……10g
こんにゃく……1枚
水……1/2カップ
酒……大さじ1
砂糖……大さじ1/2
しょうゆ……大さじ1と1/2
削り節……1と1/2袋（6g）

作り方

1 きくらげは水で戻し、石づきを取って食べやすくちぎる。こんにゃくはちぎり、ゆでてざるにあげる。

2 鍋に水、酒、砂糖、しょうゆ、**1**のこんにゃく、削り節1袋分（4g）を入れて煮立てる。ふたをして弱火で7〜8分煮て、きくらげを加えさらに5分煮る。火を強めて煮汁を混ぜながら飛ばし、仕上げに残りの削り節2gを混ぜ合わせる。

▶保存期間：冷蔵庫で約4日間

大豆製品

いり大豆とねぎ、ピーマンの鉄火みそ

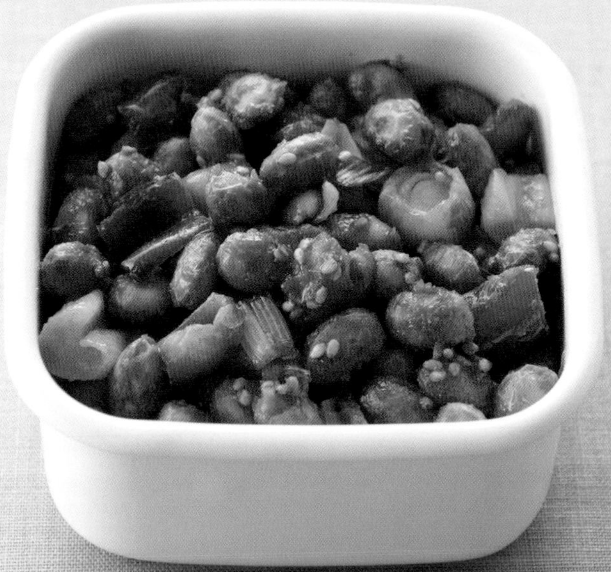

いり大豆は市販品で手軽に。濃厚な甘辛みそが食材に絡み、ごはんにもお酒にもよく合います。

全量				
	エネルギー	572kcal	カルシウム	225mg
	ビタミンK	49μg	塩分	4.5g

材料（作りやすい分量）

- いり大豆……80g
- 長ねぎ……1/2本
- ピーマン……2個
- ごま油……小さじ1と1/2
- みそ……大さじ2
- 砂糖……大さじ1
- 酒……大さじ2
- いりごま……小さじ1

作り方

1 長ねぎは8mm幅の小口切り、ピーマンはヘタと種を取り除いて角切りにする。

2 フライパンを熱し、ごま油を入れ、**1**の長ねぎを焼き色がつくまで焼く。ピーマンを加え、さっと炒めて火を止め、みそ、砂糖、酒を入れて混ぜる。いり大豆を加えて中火にかけ、1分ほど炒め合わせ、いりごまを加えて混ぜる。

▶保存期間：冷蔵庫で約4日間

小魚・小松菜

じゃことの小松菜のふりかけ

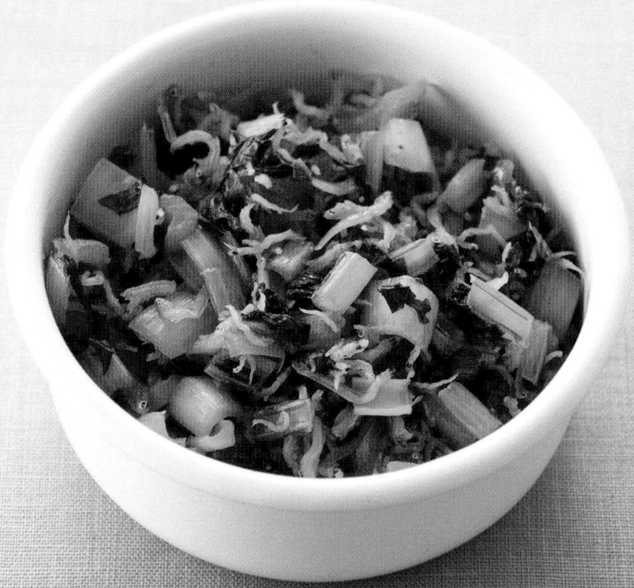

いつものごはんにさっとひとふりでカルシウム量がアップします。お弁当やおにぎりにも使えるので◎。

全量				
	エネルギー	159kcal	カルシウム	328mg
	ビタミンK	210μg	塩分	2.9g

材料（作りやすい分量）

ちりめんじゃこ……30g
小松菜……100g
ごま油……小さじ2
しょうゆ……小さじ1
みりん……小さじ1

作り方

1 小松菜は刻む。

2 フライパンを熱し、ごま油を入れ、ちりめんじゃこをチリチリになるまで炒める。**1**の小松菜を加えてさらに炒め、しょうゆ、みりんを加え、炒め合わせる。

▶保存期間：冷蔵庫で約3日間

おわりに

若い頃は、骨についてはもちろんのこと、健康のありがたみについてもあまり考えずに、今思えば不摂生を続けていました。

40代、50代、60代と年齢を重ねるにつれて、健康診断で気になる数値が出てしまったり、ときには病気が見つかってしまったり……という方が、みなさんの中にも少なからずいらっしゃるのではないでしょうか。

骨の問題もその1つ。私自身が数年前に、階段を踏み外して足の甲の骨を折ってしまい、骨折の大変さをしみじみ感じました。高齢になれば、その骨折がきっかけで寝たきりになる可能性が高いといわれています。ですから、骨折しないようにすることと、骨を強くすることは大切だと思います。

監修の天野恵子先生がおっしゃるように、女性は閉経後、女性ホルモンの変化により男性よりも骨《こつ》粗《そ》鬆《しょう》症《しょう》のリスクが高まることがわかっていますので、日頃から今ある骨量を減らさないための工夫が必要です。

バランスのよい食事が基本ですが、骨を作る栄養素のカルシウムを日頃からしっかり摂り、そのカルシウムの吸収を助けるビタミンDやビタミンK、タンパク質なども、しっかり毎日の食事に取り入れていくことが、健康への近道です。

私はカルシウムを摂るために、毎朝コップ1杯の牛乳を飲み、料理にも骨によい食材を「ちょい足し」するなど工夫しています。先日、骨密度を調べたところ、実年齢以上のよい数値が出て、「効果が出ているのね！」と、とてもうれしく、励みになりました。足腰が丈夫でないと、楽しみの旅行にも行けませんので、これからも続けていきたいと思います。

骨によい食材は、身近にあるものばかりです。効率よく骨を健康にするために、本書のレシピで紹介している食材の組み合わせなどを参考に、ぜひ、実践してみてください。

本書が、みなさまの健康の一助になりましたら幸いです。

岩崎 啓子

〈略歴〉
（監修）
天野惠子（あまの・けいこ）

静風荘病院特別顧問、日本性差医学・医療学会理事、NPO法人性差医療情報ネットワーク理事長。1967年東京大学医学部卒業。専門は循環器内科。著書に『女性のコレステロール「悪玉」は食事で下げる！「善玉」は運動で上げる！』（PHP研究所）、監修書に『これ1冊！ 女性の「コレステロール」「中性脂肪」』（PHP研究所）などがある。

（料理）
岩﨑啓子（いわさき・けいこ）

管理栄養士、料理研究家。料理研究家のアシスタント、保健所での栄養指導などを経て独立。栄養バランスを考えたやさしく飽きのこない味で、簡単に作れる毎日の家庭料理を多数提案。『シニア暮らしにちょうどいい2人分献立』（ワン・パブリッシング）、『夫婦ふたりにぴったりの60歳からのたんぱく質しっかりごはん』（宝島社）など著書多数。

■参考文献
『骨粗鬆症の予防と治療ガイドライン2015年版』（一般社団法人日本骨粗鬆症学会 日本骨代謝学会　公益財団法人骨粗鬆症財団編、ライフサイエンス出版）
『調理のためのベーシックデータ第6版』（女子栄養大学調理学研究室監修、女子栄養大学出版部）

■ Staff
料理アシスタント　上田浩子
撮影　千葉 充
スタイリング　宮沢ゆか
装丁　朝田春未
イラスト　ナカミサコ
編集協力　鈴木裕子（第1章）
校正　株式会社ぷれす
本文デザイン　朝日メディアインターナショナル株式会社

女性のための60歳からの「骨」を育てる食べ方

2024年4月8日　第1版第1刷発行

監修者　天野惠子
料　理　岩﨑啓子
発行者　村上雅基
発行所　株式会社PHP研究所
京都本部　〒601-8411　京都市南区西九条北ノ内町11
〔内容のお問い合わせは〕暮らしデザイン出版部 ☎075-681-8732
〔購入のお問い合わせは〕普及グループ ☎075-681-8818
印刷所　大日本印刷株式会社

ISBN978-4-569-85677-3